COURS

D'HIPPOLOGIE

Corbeil, typ. et stér. de Crété.

COURS
D'HIPPOLOGIE

ou

ABRÉGÉ SOMMAIRE DE L'ANATOMIE, DE LA PHYSIOLOGIE, DE L'EXTÉRIEUR, DE L'HYGIÈNE, DE LA MARÉCHALERIE, DES MALADIES ET DES ACCIDENTS DONT LE CHEVAL EST LE PLUS SOUVENT ATTEINT, ET DES PREMIERS SOINS A LUI DONNER AVANT LA VISITE DU VÉTÉRINAIRE,

PAR

E. LESCOT

VÉTÉRINAIRE EN 1er A L'ÉCOLE DE DRESSAGE [illegible]IS
CHEVALIER DE LA LÉGION D'HONNEUR.

PARIS

P. ASSELIN, GENDRE ET SUCCESSEUR DE LABÉ

LIBRAIRE DE LA FACULTÉ DE MÉDECINE
ET DE LA SOCIÉTÉ IMPÉRIALE ET CENTRALE DE MÉDECINE VÉTÉRINAIRE

Place de l'École de Médecine.

1873

PRÉFACE

Dans le but d'initier à la connaissance du cheval les sous-officiers de l'établissement auquel nous sommes attaché et pour leur en simplifier l'étude, nous avions réuni sous forme de leçons abrégées ces notions d'hippologie qui n'étaient pas destinées à la publicité.

Depuis, plusieurs personnes compétentes ont bien voulu reconnaître pour mérite à ce petit travail de la méthode et de la simplicité, et, convaincues qu'il pourrait remplir utilement pour tous les sous-officiers de cavalerie le but que nous nous étions proposé pour quelques-uns d'entre eux seulement, elles nous ont engagé à l'adresser à Son Excellence monsieur le Maréchal Ministre de la Guerre.

Beaucoup de traités d'hippologie ont été publiés, il est vrai ; mais les uns nous ont paru exiger, pour être bien compris, des connaissances assez étendues dans les sciences naturelles et d'autres contenir des détails qui ne sont pas indispensables. C'est pour éviter ces deux écueils que nous nous sommes renfermé dans un cadre plus modeste.

Cet abrégé est divisé en cinq parties, précédées d'une indication sommaire sur la manière de démonter et de remonter le *cheval clastique* de monsieur le docteur Auzoux. Ce cheval, reproduisant aussi bien que possible dans leur ensemble les principaux organes de l'économie, pourra toujours être consulté avec avantage par les sous-officiers qui se familiariseront promptement avec les différentes pièces qui le composent.

La première partie du cours comprend un aperçu général de l'anatomie et de la physiologie. Nous avons pensé qu'il suffisait à un sous-officier d'avoir une idée sur l'ensemble de l'organisation du cheval et que ces simples notions lui en faciliteraient plus tard une étude plus complète.

La deuxième partie traite d'une manière moins abrégée *de l'extérieur*, parce que le sous-officier doit savoir particulièrement les détails qui se rattachent aux chevaux de son peloton, à ceux qu'il est appelé à monter ou dont il surveille le travail, à ceux enfin sur lesquels des renseignements lui sont demandés dans les différentes parties du service. Ces développements sont terminés par une description rapide des caractères principaux qui distinguent les chevaux de troupe suivant leur provenance, tels au moins qu'il nous a été possible de les étudier surtout à l'école de dressage de Paris, où de nombreux détachements sont journellement dirigés par nos établissements de remonte de France et d'Algérie.

Dans la troisième partie qui traite *de*

l'Hygiène, après avoir examiné l'influence des agents météorologiques, des climats, des saisons, etc., nous abordons d'une manière générale la tenue des écuries et ce qui a rapport à l'alimentation, aux abreuvoirs, au pansage, aux bains, au travail, etc., en nous abstenant d'entrer dans les détails minutieux que l'on peut toujours lire sur les consignes affichées dans les écuries. Enfin, nous avons mentionné dans des paragraphes spéciaux les moyens d'améliorer les conditions hygiéniques souvent mauvaises du cheval en route ou en campagne.

La quatrième partie comprend quelques notions de maréchalerie, et la cinquième fait connaître les maladies les plus fréquemment observées dans les corps, leurs symptômes les plus apparents et les premiers soins à donner au cheval malade en attendant l'arrivée du vétérinaire. Cette description est complétée par quelques mots sur les maladies contagieuses et par la nomenclature des vices rédhibitoires.

Notre travail, renfermé dans ces limites, nous a valu de Son Excellence, monsieur le Maréchal Ministre de la Guerre, la lettre de félicitations ci-après :

Paris, le 18 juin 1862.

Monsieur,

La commission d'hygiène hippique chargée d'examiner le travail que vous m'avez transmis et qui a pour titre : Abrégé d'hippologie a l'usage des sous-officiers, a exprimé l'opinion que ce travail est bien fait, qu'il est conçu d'après un plan modeste et renferme strictement les matières que le sous-officier de cavalerie doit connaître ; qu'il est écrit avec simplicité, méthode et clarté ; que, notamment dans les quatre premiers chapitres qui traitent de l'anatomie et de la physiologie, de l'extérieur, de l'hygiène et de la maréchalerie, vous n'avez jamais perdu de vue le but que vous vous êtes proposé, puisque vous vous êtes borné à en exposer les grands principes en complétant cet exposé par les explications nécessaires à l'intelligence des choses que vous voulez enseigner.

Sous ce rapport, votre travail a paru plus susceptible qu'aucun autre de répandre quelques connaissances usuelles parmi les sous-officiers de la cavalerie.

En conséquence, la Commission a exprimé l'avis que votre travail est l'œuvre d'un vétérinaire instruit, zélé et dévoué à sa profession.

D'après cette opinion favorable, je vous exprime ma satisfaction pour le but utile que vous vous êtes proposé.

Recevez, Monsieur, l'assurance de ma considération.

Le Maréchal de France,

Ministre secrétaire d'État de la guerre,

Signé,

RANDON.

INTRODUCTION

L'hippologie est la partie des sciences naturelles qui traite du cheval. Cette étude est très importante pour le cavalier militaire ; elle lui apprend, d'une manière générale, l'organisation de l'animal qu'il monte et lui fait connaitre ses bonnes qualités ou ses défauts, son aptitude au service et sa résistance aux fatigues des manœuvres ou d'une campagne ; elle lui indique enfin les moyens de le conserver en santé et les premiers soins à lui donner en cas de maladie.

Le cours d'hippologie doit être, avant tout, à la portée des élèves auxquels il est enseigné et doit comprendre, au point de vue militaire, quelques notions d'anatomie et de physiologie démontrées à l'aide *du cheval clastique* de M. le docteur Auzoux, une étude plus complète de l'extérieur et de l'hygiène du cheval de guerre, un aperçu rapide de la maréchalerie et l'indication des premiers soins à donner au cheval malade. Avant d'exposer les notions d'anatomie et de physiologie nous croyons utile de les faire précéder de l'indication sommaire ci-après :

INDICATION SOMMAIRE

DES PIÈCES PRINCIPALES A DÉTACHER POUR OUVRIR LE CHEVAL CLASTIQUE DE M. LE DOCTEUR AUZOUX ET EN ÉTUDIER LES ORGANES INTERNES.

Chacune des pièces mobiles du cheval *clastique* est fixée au moyen de crochets ou de pointes dont les unes sont recourbées et les autres droites. On les détache en introduisant la *spatule* sous le muscle à enlever à l'endroit même où existe la pointe recourbée ; cet endroit est indiqué par une main à côté de laquelle se trouve un numéro d'ordre. Une fois la pièce soulevée, elle n'est plus maintenue que par une ou deux pointes droites et il devient facile de la détacher complétement. Quand on veut replacer le muscle ou tout autre organe, il faut d'abord le fixer par ses pointes droites, la pointe courbe se trouve alors vis-à-vis le trou qui lui est destiné et s'y engage très-facilement ; à côté de ce trou il existe également un numéro d'ordre identique à celui de la pièce.

Pour se familiariser promptement avec la manière de démonter et de remonter le cheval *clastique*, il faut, au fur et à mesure que l'on en détache les différentes parties, les déposer par ordre d'enlèvement sur un parquet ou sur une table. Afin de faciliter cette opération aux élèves, nous indiquerons dans le tableau ci-dessous par un numéro placé à la gauche du nom de chaque pièce celles qu'il faut successivement enlever pour ouvrir le cheval et en étudier les organes internes.

Un deuxième numéro placé à la droite de ce nom est le même que celui marqué vers la main et à côté des trous où les pointes recourbées doivent s'enfoncer.

1.	Décrocher et enlever la tête	»
2.	Mastoïdo-huméral	12
3.	Panicule charnu	1
4.	Trapèze cervical	3
5.	Trapèze dorsal	2
6.	Grand dorsal	15
7.	Sterno-huméral	16
8.	Sterno-aponévrotique	17
9.	Petit pectoral	18
10.	Grand pectoral	19
11.	Décrocher et enlever le membre antérieur gauche	»
12.	Scalène	22
13.	Grand dentelé	47
14.	Petits dentelés	49
15.	Fascia lata	54
16.	Long vaste	55
17.	Moyen fessier	56
18.	Grand fessier	57
19.	Grand oblique de l'abdomen	74
20.	Enlever les crochets qui de chaque côté maintiennent les deux moitiés du cheval	»
21.	Lever la moitié supérieure	»
22.	Cœcum et portion du gros côlon	84
23.	Vessie	83
24.	Portion terminale du gros côlon, petit côlon et rectum	85
25.	Intestin grêle	86
26.	Estomac, pancréas, duodénum	87
27.	Foie, rate, reins, canal cholédoque, etc.	88
28.	Diaphragme	89
29.	Poumon gauche	90
30.	Cœur, aorte et veines caves	91
31.	Poumon droit	92

Pour remonter le cheval, il faut replacer les pièces en commençant par la dernière enlevée et successivement jusqu'à la première en suivant l'ordre inverse dans lequel on les a détachées.

COURS ABRÉGÉ
D'HIPPOLOGIE
A L'USAGE
DES SOUS-OFFICIERS

PREMIÈRE PARTIE

EXPOSÉ SOMMAIRE DE L'ANATOMIE ET DE LA PHYSIOLOGIE DU CHEVAL.

Avant de traiter de l'anatomie du cheval, il importe de bien déterminer les caractères naturels qui distinguent cet animal des espèces voisines.

Le cheval appartient à la famille des solipèdes dont il est le type. Ses membres sont terminés par un seul doigt ou plutôt par un seul ongle ayant pour base le dernier phalangien sur lequel il fait son appui. Il est herbivore et granivore, ses formes sont élancées, son agilité, sa souplesse et sa vigueur sont très-grandes et son naturel doux se plie facilement aux exigences de la domestication.

Le corps du cheval, comme celui de tous les animaux, est composé de liquides et de solides ayant pour base élémentaire l'eau et un tissu spongieux (1) d'une extrême finesse qui est très-répandu dans les êtres organisés. Ces principes, par leurs combinaisons et transformations diverses, forment les différents tissus et les liquides animaux qui entrent dans la composition des organes destinés à l'exécution des fonctions.

On appelle fonctions une série d'actes résultant du travail des organes pour l'entretien de la vie ; elles se divisent en fonctions de *relation*, de *nutrition* et de *reproduction*.

ARTICLE PREMIER

FONCTIONS DE RELATION.

Les fonctions de relation sont celles qui mettent les animaux en rapport avec les choses extérieures : ce sont *la locomotion* et *l'innervation*.

DE LA LOCOMOTION.

La locomotion est la faculté qu'a le cheval de pouvoir déplacer son corps en totalité, comme dans les allures, ou partiellement comme dans le cabrer ou la ruade ; cette fonction s'exécute au moyen des os et des muscles sous l'influence de la volonté.

Des os.

Les os (2) sont des pièces solides qui déterminent la forme générale du corps et protégent les *viscères* contre

(1) Tissu cellulaire.
(2) Les os sont formés de deux substances, l'une organique

les violences extérieures ; ils servent, en outre, à augmenter la précision et l'étendue des mouvements. Leur forme varie : on en distingue de longs [1], d'allongés [2], de courts [3], et de plats [4]. Les premiers seulement sont creusés d'un long canal intérieur qui renferme un produit particulier nommé *moelle*.

Les os sont terminés à leurs extrémités par des renflements (éminences) plus ou moins développés ou des cavités plus ou moins profondes qui servent à les joindre entre eux pour former les *articulations* ; ces éminences servent aussi de point d'insertion aux ligaments, aux muscles et aux tendons qui les terminent

Les cavités osseuses sont articulaires ou non articulaires ; les premières répondent aux éminences du même nom dans les jointures, les secondes servent, soit à des implantations ligamenteuses, soit au passage de vaisseaux, de nerfs ou de tendons.

Les os sont recouverts extérieurement par le *périoste*, membrane fibreuse très-vasculaire, à la face interne de laquelle se produisent les couches osseuses pendant la période d'accroissement et le travail de nutrition. Il recouvre l'os en entier à l'exception de ses surfaces articulaires.

On nomme *membrane médullaire* ou *périoste interne* le tissu extrêmement fin qui tapisse les os intérieurement, on le rencontre autour de la moelle dans les os longs.

ou fibro-cartilagineuse, l'autre inorganique ou calcaire (phosphate et carbonate de chaux).

Dans la vieillesse la substance inorganique domine, ce qui les rend plus fragiles.

1 Fémur, os de la cuisse. 2 Les côtes. 3 Les vertèbres, l'os du pied. 4 L'os de l'épaule, le coxal, les os de la tête.

Du squelette.

Le *squelette* est l'assemblage régulier des os d'un même animal maintenus en rapport dans leur position à peu près naturelle, soit par leurs propres ligaments, soit par des liens étrangers.

On divise le squelette en *tronc* et en *membres*. Le tronc comprend : la tête, la colonne vertébrale ou rachis, la poitrine et le bassin.

De la tête.

La *tête*, partie la plus antérieure du tronc auquel elle est en quelque sorte suspendue, est constituée par une réunion d'os plats disposés de manière à former diverses cavités. On la divise en deux parties, le *crâne* et la *face*.

Le *crâne* est une boîte osseuse qui occupe le sommet de la tête et dans laquelle est renfermé le *cerveau*, organe central de la sensibilité, siége de la volonté et de l'intelligence.

La *face* formée par plusieurs os, présente cinq grandes cavités (1) destinées à loger les organes de la vue, de l'odorat et du goût. On la divise ordinairement en mâchoire supérieure et en mâchoire inférieure.

Les os les plus importants de la mâchoire supérieure sont : les grands sus-maxillaires dans lesquels sont implantées les dents molaires supérieures, les petits sus-maxillaires, dans lesquels sont fixées les dents incisives supérieures, enfin les sus-nasaux qui servent de base au chanfrein.

La mâchoire inférieure a pour base le maxillaire

(1) Cavités orbitaires, nasales et la bouche.

inférieur; cet os se divise en corps et en branches. Le corps, portion la plus antérieure, supporte les incisives inférieures; à la face postérieure de cette région on remarque une saillie osseuse appelée *apophyse génienne* contre laquelle appuie ordinairement la gourmette. Les branches, parties élargies et recourbées, s'articulent avec l'os du crâne nommé temporal, elles forment la base des ganaches.

L'hyoïde est un petit os situé entre les branches du maxillaire, il est composé de plusieurs pièces mobiles sur lesquelles sont fixées la base de la langue et l'arrière-bouche.

Du rachis ou colonne vertébrale.

La *colonne vertébrale* ou *rachis* est une longue tige osseuse, formée d'os courts appelés vertèbres, s'étendant de la tête à la queue et creusée d'un long conduit qui sert à loger et à protéger la moelle épinière ; sur les côtés de ce canal on remarque une succession de trous destinés à livrer passage à des nerfs.

La colonne vertébrale se divise en cinq régions dites : cervicale, dorsale, lombaire, sacrée et coccygienne ou simplement le coccyx.

La région cervicale est formée par sept os nommés vertèbres cervicales; la première se nomme *atlas* parce qu'elle supporte la tête, la deuxième *axis* parce qu'elle sert d'axe ou de pivot aux différents mouvements de cette importante partie du corps, la septième se nomme *proéminente* en raison de la hauteur de son apophyse épineuse (1), les autres ne sont désignées que numériquement.

(1) On désigne sous le nom d'apophyse épineuse un pro-

Dix-huit vertèbres remarquables à leur partie supérieure par le développement de leurs apophysse forment la région dorsale.

La région lombaire a pour charpente six vertèbres qui se distinguent par leurs apophyses transverses ou costiformes (1).

Le sacrum fait suite à la région des lombes (2) ; c'est un os résultant de la soudure de plusieurs vertèbres, il est fixé d'une manière immobile entre les deux os du bassin avec lesquels il forme la base de la croupe.

Enfin la dernière portion du canal vertébral est formée par une succession de 12 ou 15 petits os, de moins en moins volumineux, nommés coccygiens et qui servent de base à la queue.

Du thorax.

Le *thorax* ou poitrine est une cage osseuse dans laquelle sont renfermés les principaux organes de la

longement osseux, aplati et plus ou moins incliné, que l'on remarque à la partie supérieure des vertèbres, l'ensemble de ces saillies constitue l'épine dorso-lombaire et sacrée c'est sur elles que les faisceaux musculeux extenseurs du rachis prennent, la plupart, leur point d'insertion. Les plus élevées, au nombre de huit, forment la base du garrot.

(1) Les apophyses transverses sont des prolongements osseux, aplatis de dessus en dessous et dirigés horizontalement en dehors qui donnent attache aux muscles externes et profonds de la région lombaire.

(2) La région dorso-lombaire a pour fonctions, non-seulement de supporter les organes contenus dans la poitrine et l'abdomen, mais encore le poids du cavalier ; elle doit donc réunir à beaucoup de solidité une certaine flexibilité pour l'amortissement des réactions.

espiration et de la circulation. Cette cavité est formée ıpérieurement par les vertèbres dorsales, latérale- ıent par les côtes et inférieurement par le sternum.

Les côtes sont des os allongés, recourbés en arc qui 'appuient, d'une part, sur les vertèbres dorsales et, 'autre part, sur le sternum, soit directement, soit in- irectement. Elles sont au nombre de 36 dont 18 de haque côté ; les 9 premières s'appellent *vraies côtes* u *sternales* parce qu'elles s'appuient directement sur sternum, et les 9 dernières *fausses côtes* ou *asterna- s* parce qu'elles se fixent indirectement sur cet os.

Le sternum est un os aplati et triangulaire qui com- lète inférieurement les parois de la poitrine.

Du bassin ou cavité pelvienne.

Le *bassin* est une cavité qui termine le tronc posté- ieurement et dans laquelle sont logés une partie des rganes génito-urinaires et la dernière portion du ıbe intestinal (rectum). Il est formé supérieurement ır le sacrum et les premiers os coccygiens, sur les ɔtés et inférieurement par les deux coxaux.

Le coxal est un os irrégulier, aplati, recourbé en arc comme tordu sur lui-même. Il s'élargit dans sa artie antérieure en rapport avec le sacrum, sa cavité articule avec le fémur ou l'os de la cuisse. On lui re- ɔnnaît trois parties principales, savoir : l'*ilium* qui ɔrme la base de la hanche, l'*ischium* qui sert de base la pointe de la fesse et le *pubis* sur lequel repose la essie.

Des membres.

Les membres sont des colonnes brisées formées de lusieurs os qui s'appuient les uns sur les autres sous différents angles ; ils sont au nombre de quatre, deux antérieurs et deux postérieurs.

Les os des membres antérieurs sont : l'os de l'épaule, *omoplate* ou *scapulum*, l'os du bras, *humérus*, l'os du coude, *cubitus*, l'os de l'avant-bras, *radius*, les os du genou au nombre de 7 dont 6 placés sur deux rangées de trois et le septième, nommé *os crochu*, fait saillie au dehors du côté externe, l'os du *canon* et ses deux *péronés*, les deux *grands sésamoïdes*, l'os du *paturon*, première phalange, l'os de la *couronne*, deuxième phalange et l'*os du pied*, troisième phalange, auquel est lié le *petit sésamoïde* ou os *naviculaire*.

Les os des membres postérieurs sont : le *fémur* ou os de la cuisse, la *rotule* ou os du grasset, le *tibia* et son *péroné* ou os de la jambe, les os du jarret au nombre de 6, dont 4 placés sur deux rangées, un cinquième est nommé *astragale* ou os de la poulie et le sixième qui a reçu le nom de *calcanéum*, sert de base à la pointe de la région.

A partir du jarret on rencontre de haut en bas la même succession d'os que dans les membres antérieurs au-dessous du genou.

Considéré en détail ou dans son ensemble, le squelette du cheval réunit à la solidité les conditions indispensables au genre d'utilisation de cet animal. A une voussure plus ou moins accusée de la colonne dorsolombaire se joignent, d'une part, des vertèbres cervicales longues et mobiles terminées par la tête qui est légère, et d'autre part, des éminences osseuses prononcées, de la longueur et de l'obliquité dans les rayons supérieurs des membres, ce qui indique tout à la fois de la force et de la souplesse unies, dans cette charpente, à une grande étendue de mouvements.

Des articulations.

La réunion de deux ou plusieurs os dans le squelette se nomme une jointure ou une articulation.

On en distingue trois sortes : les articulations mobiles (celles des os des membres), les articulations immobiles (celles des os de la tête) et les articulations mixtes ou ne jouissant que de mouvements très-limités, telles que celles des vertèbres.

Les os sont maintenus en rapport par des liens particuliers, nommés *ligaments*, formés par un assemblage de fibres blanches inextensibles. Ils affectent différentes formes ; on en distingue de funiculaires et de capsulaires, tous jouissent d'une grande force de résistance.

Le jeu des articulations est facilité par la présence de cartilages qui recouvrent les extrémités articulaires (têtes et cavités). Ces cartilages, par leur poli, favorisent le glissement des pièces osseuses, ils amortissent par leur souplesse et leur élasticité les secousses ou pressions violentes auxquelles sont exposées les jointures.

Les surfaces articulaires sont lubrifiées par un liquide de consistance huileuse renfermé dans de petits sacs membraneux désignés sous le nom de *capsule synoviale*; ce liquide ou *synovie* prévient l'usure des cartilages en facilitant considérablement le glissement de leur surface.

Des muscles.

Les os ou leviers osseux sont mis en mouvement par les muscles, organes rouges, mous, fibreux, contractiles, dont l'ensemble constitue ce que l'on appelle vulgairement la *chair*.

Les muscles sont isolés les uns des autres par le tissu cellulaire dont la structure légère et lamelleuse enveloppe et pénètre tous les organes.

On doit distinguer dans un muscle sa partie *charnue* ou active, son *origine* ou point d'attache, son *insertion* ou sa terminaison qui se fait ordinairement par un *tendon* ou une *aponévrose*.

Les tendons sont des cordes fibreuses, aplaties ou arrondies, qui terminent les muscles pour s'attacher sur les os qu'ils font mouvoir ; on ne doit les considérer que comme des cordes de transmission de l'action musculaire.

Les aponévroses sont de larges feuillets fibreux qui recouvrent un ou plusieurs muscles, leur forment une enveloppe particulière et aident leur jeu à la manière d'une large ceinture contentive.

Il existe encore à certaines régions de l'économie un tissu fibreux, jaune, élastique, qui a pour fonction de soulager les muscles ; nous en donnerons pour exemple, le ligament cervical qui soutient la tête et soulage les muscles de l'encolure, et la tunique *abdominale* qui aide à supporter la masse intestinale.

Après l'énumération de ces différents tissus dont la description est inséparable de celle des muscles, nous devons étudier ces derniers au point de vue de leur action sur les os ou leviers.

Les muscles sont désignés sous les noms de *releveurs*, d'*abaisseurs*, d'*extenseurs*, de *fléchisseurs*, d'*abducteurs*, d'*adducteurs*, de *rotateurs*, de *congénères* et d'*antagonistes*.

Les releveurs ont pour action de déterminer les mouvements de bas en haut. Les abaisseurs font opérer le mouvement contraire, les extenseurs étendent ou redressent les rayons articulaires, les fléchisseurs diminuent l'ouverture de leurs angles, les abducteurs écartent les membres en dehors, les adducteurs les rapprochent de la ligne médiane, les rotateurs font pivoter les rayons osseux l'un sur l'autre. Les muscles congénères sont tous ceux qui concourent au même mouvement. Les muscles antagonistes sont ceux qui agissent dans un sens opposé.

On peut donner pour exemple des premiers le releveur propre de l'épaule ou muscle *cervico-sous-scapulaire*, pour exemple des seconds le *mastoïdo-huméral* qui abaisse la tête, comme extenseurs les muscles de la face antérieure de l'avant-bras, comme fléchisseurs ceux de la face postérieure de la même région, comme abducteurs les muscles de la face externe de l'omoplate, comme adducteurs les muscles de la face interne de cette région ou *sous-scapulaire*, comme rotateurs le grand oblique de la tête, le muscle *axoïdo-atloïdien*, qui fait pivoter l'atlas ou première vertèbre cervicale sur la seconde, axis.

Les muscles extenseurs sont congénères du mouvement d'extension, les fléchisseurs sont les antagonistes des extenseurs et *vice versa*.

On désigne sous le nom de contraction musculaire la propriété dont jouit un muscle de se grossir en se raccourcissant. C'est elle qui produit les mouvements sous l'influence de la sensibilité et de la volonté.

Les rayons osseux, par la manière dont ils sont articulés et les mouvements qu'ils peuvent exécuter, représentent de véritables *leviers* analogues à ceux que l'on rencontre dans les arts.

Des leviers.

Un levier est une tige inflexible, droite, courbe ou brisée pouvant se mouvoir sur un point d'appui.

On doit considérer dans un levier le point d'appui, le point d'application de la puissance et celui de la résistance.

On en distingue de trois sortes, toutes basées sur la position du point d'appui qui varie dans chacune d'elles, ce sont : le levier du premier genre ou inter-fixe, le levier du deuxième genre ou inter-résistant et le levier du troisième genre ou inter-puissant (1).

Le levier que l'on observe le plus fréquemment dans le jeu des membres est celui du troisième genre qui peut produire de grands déplacements de leurs extrémités sans trop d'efforts. Mais il est surtout favorable à la vitesse.

DE L'INNERVATION.

L'innervation est celle des fonctions de relation qui

(1) Dans le levier du premier genre, le point d'appui est situé entre la puissance et la résistance ou le poids à mouvoir.

Dans celui du deuxième genre, le point d'appui et la puissance occupent les extrémités du levier, la résistance est placée entre eux.

Dans celui du troisième genre, la puissance est située entre le point d'appui et la résistance. — On appelle bras de levier la distance qui sépare le point d'appui soit de la puissance, soit de la résistance.

préside à tous les phénomènes de la vie ; elle a pour principe le *fluide nerveux* encore appelé force nerveuse.

Elle s'exécute à l'aide d'un ensemble d'organes divisé en système nerveux *cérébro-spinal* ou de la vie animale, et en système nerveux *ganglionnaire* ou de la vie organique.

Le système nerveux cérébro-spinal comprend le *cerveau*, la *moelle épinière* et les *nerfs* qui en émanent.

Le cerveau est logé dans le crâne, la moelle épinière dans le canal rachidien, et les nerfs, après être sortis de ces cavités, vont se ramifier dans tous les organes sous forme de petits cordons très-déliés. Le cerveau et la moelle épinière sont entourés et protégés par des membranes appelées *méninges* ; les nerfs sont contenus dans une sorte d'étui fibreux nommé *névrilème*. C'est du cerveau, organe blanchâtre de nature pulpeuse et centre de la sensibilité, que partent tous les actes de la volonté. On comprend en effet que les différentes parties de l'appareil de l'innervation se reliant toutes ensemble à un centre commun, les moindres impressions perçues par les dernières divisions des nerfs seront transmises instantanément au cerveau qui les apprécie et excite les organes suivant la nature de ces impressions.

Le système nerveux ganglionnaire est constitué par deux longs cordons longeant chaque côté de la colonne vertébrale et pourvus sur leur trajet de renflements particuliers nommés *ganglions*, ces cordons envoient des filets à tous les organes.

Des sens.

Les différents appareils nerveux que nous venons

d'examiner succinctement sont les agents de la sensibilité générale, du mouvement et de l'entretien des organes. Mais parmi eux il en est qui sont spécialement affectés à l'exercice des *sens*.

On désigne sous le nom de sens les facultés à l'aide desquelles les animaux reçoivent les impressions du dehors et les transmettent au cerveau. On distingue cinq sens : le *toucher*, l'*odorat*, le *goût*, la *vue* et l'*ouïe*.

Du toucher ou tact.

Le toucher est la faculté que possèdent les animaux de percevoir et de transmettre au cerveau les impressions produites sur la peau. Il s'exerce par l'intermédiaire de cet organe et de ses appendices (poils et productions cornées), et se manifeste sur la surface du corps d'une manière inégale; certaines régions, notamment les lèvres, le possèdent à un degré plus élevé.

La peau est une vaste membrane qui enveloppe exactement tout le corps; elle est formée de deux couches principales, le *derme* et *l'épiderme*.

Le derme en est la couche la plus épaisse. Il est pénétré par une grande quantité de filets nerveux et contient, en outre, les bulbes des poils ainsi que les petites glandes qui sécrètent la sueur.

L'épiderme n'est qu'une mince pellicule insensible qui protége le derme contre l'action trop vive des agents extérieurs et qui se détache par écailles.

Les poils sont des filaments d'une nature analogue à la corne; implantés dans le derme, ils recouvrent la peau, excepté au pourtout des ouvertures naturelles. Quelques-uns plus développés se rencontrent au bord des paupières et à l'extrémité des lèvres; ils servent à avertir les animaux plongés dans l'obscurité de l'approche des corps étrangers.

A sa face interne la peau est doublée dans une grande partie de son étendue par un large muscle aplati (le panicule charnu) qui a pour usage, en se contractant, de la faire *trémousser* pour aider le cheval à se débarrasser de la présence des insectes. La peau est très-sensible aux attouchements qu'on exerce sur elle, elle ressent vivement aussi les impressions qui résultent des variations atmosphériques, c'est ce qui rend son étude très-importante au point de vue de l'hygiène et de l'équitation.

Le sens du toucher est plus développé chez les chevaux nerveux-sanguins et chez ceux de race dont la peau plus fine reçoit, en outre, des soins quotidiens de propreté.

De l'odorat.

Ce sens, encore nommé olfaction, a pour effet la perception des odeurs qui se dégagent des corps et pénètrent dans les cavités nasales où elles viennent impressionner, à sa partie supérieure, la *membrane pituitaire* qui les tapisse.

Cette membrane muqueuse (1), organe essentiel de l'odorat, est sillonnée de ramifications nerveuses. Sa surface est continuellement lubrifiée par un liquide

(1) Les membranes muqueuses sont ainsi désignées à cause du mucus qu'elles sécrètent ; elles pénètrent dans l'intérieur du corps pour former les parois internes de certains organes et présentent à peu près la même structure que la peau avec laquelle elles se continuent vers les ouvertures extérieures, aussi les a-t-on comparées à une peau interne.

muqueux transparent qui dissout et fixe les particules odorantes et diminue la faculté de sentir lorsqu'il vient à s'épaissir ou s'altérer.

C'est par l'odorat que le cheval sait distinguer, avant de les saisir, les aliments qui lui sont utiles de ceux qui peuvent lui être nuisibles; c'est par l'odorat que l'étalon sait reconnaître le voisinage de la cavale; c'est enfin par l'exercice et la finesse seuls de ce sens, qu'on voit le cheval s'arrêter ou reculer brusquement, tressaillir et accuser par un ronflement particulier la présence d'un animal dangereux.

Du goût.

Le goût fait apprécier aux animaux la saveur des corps; il s'exerce dans la muqueuse ou la peau de la langue.

La face supérieure de cet organe est hérissée d'une multitude de petites houppes d'un aspect velouté qui ont chacune pour base l'extrémité d'un filet nerveux. On les considère comme étant le véritable siége de la sensation du goût.

L'épaisseur de la membrane linguale chez le cheval ne paraît pas favorable à la finesse du goût, et ce sens est souvent obscurci par l'addition d'un enduit muqueux, épais, qui recouvre la face supérieure de la langue.

De la vue.

La vue est la faculté qui rend les animaux sensibles à l'action de la lumière et qui leur fait connaître les objets extérieurs, leur grandeur et leur position.

Ce sens a pour organe l'*œil*, appareil d'optique d'une structure très-complexe.

On le divise en globe de l'œil et en ses parties accessoires. Antérieurement le globe est formé par une membrane transparente nommée *cornée lucide* ou vitre de l'œil ; derrière cette membrane se trouve un espace rempli par l'*humeur aqueuse* et séparé en deux compartiments (1) par une cloison contractile nommée *iris* (2) qui est percée à son centre d'une ouverture ovalaire ou *pupille*. En arrière de l'iris, et en face de la pupille se trouve le *cristallin*, corps lenticulaire, transparent, logé dans une dépression du *corps vitré* qui remplit le fond du globe. C'est sur ce dernier corps qu'est appliquée la *rétine*, épanouissement du nerf optique.

La paroi interne du globe est tapissée par une membrane noirâtre, nommée *choroïde*, doublée extérieurement de la *cornée opaque* ou *blanc de l'œil*.

Les rayons lumineux, pour parvenir au fond de l'œil, traversent rapidement les différents milieux transparents où ils sont réfractés de manière à se concentrer sur la rétine qui perçoit les images et les transmet au cerveau.

Pour que la vue soit aussi nette que complète, il faut que les humeurs de l'œil n'aient subi aucune altération dans leur transparence, et que la rétine conserve toute son activité.

La surface du globe se trouve protégée par deux voiles membraneux et mobiles ; ce sont les *paupières*, organes accessoires de l'œil. Leurs bords sont pourvus de longs poils ou *cils* qui servent à arrêter les corps étrangers suspendus dans l'air. Le *corps cligno-*

(1) Ces compartiments sont désignés sous le nom de chambres antérieure et postérieure.

(2) Quand l'iris est d'un gris marbré, l'œil est dit *Vairon*.

tant, ou troisième paupière, est placé dans le grand angle de l'œil, d'où il peut s'étendre sur la cornée lucide pour la débarrasser des grains de poussière et autres corpuscules qui pourraient s'y attacher.

Toutes les parties antérieures de l'organe de la vision sont tapissées et réunies par une fine membrane très-sensible appelée *conjonctive*. Cette membrane est lubrifiée par les larmes sécrétées par la glande dite *lacrymale*.

L'œil est mis en mouvement par une série de petits muscles qui s'implantent à son pourtour et le font relever, abaisser et pivoter dans son orbite.

La vue, chez le cheval, est souvent altérée. Ses hésitations, ses craintes en présence de certains objets, malgré la voix caressante et rassurante de son cavalier en seraient une preuve (chevaux ombrageux, peureux). Il est cependant à remarquer qu'un cheval vulgairement appelé *sur l'œil* est plus franc la nuit.

De l'ouïe.

L'ouïe est le sens destiné à la perception des sons produits par la vibration des corps, il a pour agent de sensibilité spéciale le nerf acoustique qui vient aboutir dans les cavités profondes de l'oreille.

Les oreilles sont placées sur les côtés et à la partie supérieure de la tête; on divise chacune d'elles en oreille externe, moyenne et interne.

L'oreille externe est un conduit osseux prolongé à l'extérieur par une sorte de cornet (conque ou pavillon) et qui aboutit à l'oreille moyenne (1), dont elle

(1) L'oreille moyenne est une cavité remplie d'air qui communique avec le pharynx par un conduit membraneux

est séparée par la membrane dite du *tympan*. Les sons viennent frapper cette membrane, et les vibrations qui en résultent se communiquent d'abord à une chaîne de petits osselets (1), fixée par une de ses extrémités à sa surface interne et battant par l'autre contre les parois de l'oreille interne. L'ébranlement de ces parois se transmet au liquide renfermé dans les canaux recourbés où flottent les divisions du nerf acoustique qui transmet au cerveau les impressions reçues.

Le cheval a le sens de l'ouïe très-développé. La conque par sa position et sa mobilité est admirablement disposée pour rassembler les sons.

Ce sens acquiert d'autant plus de finesse que la vue s'affaiblit davantage. Les oreilles des chevaux sourds exécutent peu de mouvements, elles sont ordinairement fixes et portées en avant.

ARTICLE II

FONCTIONS DE NUTRITION.

Les fonctions de nutrition sont celles qui ont pour but spécial l'entretien, la réparation et la conservation des organes (2). Elles reposent sur un phénomène gé-

appelé trompe d'Eustache; c'est dans ce compartiment que joue la chaîne des osselets.

(1) Cette chaîne est logée dans l'oreille moyenne ou caisse du tympan ; elle est composée du marteau, de l'enclume, du lenticulaire et de l'étrier. Le marteau est fixé à la membrane du tympan, et l'étrier bat contre la fine membrane qui bouche la fenêtre ovale.

(2) Elles sont sous la dépendance du système nerveux ganglionnaire et en dehors de la volonté.

néral qui se passe dans toutes les parties du corps, c'est l'*absorption*.

L'absorption est la propriété que possèdent toutes les surfaces vivantes d'être pénétrées par les substances liquides ou gazeuses mises en contact avec elles, pour de là être transportées dans le sang au moyen des vaisseaux sanguins ou lymphatiques.

Les fonctions de nutrition sont : la *digestion*, la *circulation* et la *respiration* ; quelques détails sur *l'assimilation animale* et les *sécrétions* en compléteront la description.

De la digestion.

La digestion est la fonction qui a pour but la transformation des principes des aliments en un fluide blanc laiteux auquel on a donné le nom de *chyle* et qui est destiné à réparer les pertes incessantes du corps. Elle s'exécute au moyen d'un vaste appareil, disposé sous la forme d'un long tube renflé en différents endroits et s'étendant des lèvres à l'anus ; ce tube est tapissé par une membrane muqueuse dont la structure et le rôle varient sur différents points de son étendue.

Le tube digestif est flanqué sur ses côtés d'organes glanduleux qui versent leurs produits de sécrétion dans son intérieur ; de là deux sortes d'organes, les *uns digestifs proprement dits* et les autres qui en sont les *annexes*.

Les premiers sont : 1° la *bouche* fermée en avant par les *lèvres* qui sont au nombre de deux, réunies de chaque côté par une *commissure* ; elle comprend, en outre, les *joues*, *le palais*, la *langue* et *son canal*, le *voile du palais* qui en ferme l'ouverture postérieure et les *dents* ; 2° le *pharynx* (arrière-bouche) où passent à a fois l'air et les aliments ; 3° l'*œsophage*, long tube nusculo-membraneux, qui de l'arrière-bouche aboutit ı l'*estomac* ; 4° l'*estomac* placé derrière le diaphragme (1) et du côté gauche, il a la forme d'une ornemuse et c'est dans son intérieur qu'est sécrété le *uc gastrique*. Il est percé de deux ouvertures, l'une lite œsophagienne, et l'autre le *pylore* qui fait communiquer l'estomac avec l'*intestin*.

5° L'*intestin* divisé en intestin grêle et en gros ntestin.

L'intestin grêle comprend : le *duodenum* où le chyle ommence à se former, le *jejunum*, encore nommé portion flottante, situé dans le flanc gauche, et l'*iléon* qui aboutit au gros intestin.

Le gros intestin comprend : le *cæcum*, réservoir des boissons qui repose immédiatement sur les parois inférieures de l'abdomen (2), le *gros côlon* qui occupe surtout le flanc droit et le *petit côlon* où les excréments se moulent sous forme de *crottins*.

Enfin, le tube intestinal est terminé par le *rectum* et 'anus. Cet orifice est maintenu fermé par le *sphincter*, nuscle circulaire.

Les organes annexes sont : 1° Les *glandes salivaires* au nombre de six disposées par trois de chaque côté le la bouche dans laquelle elles versent la salive ; 2° le *foie* situé dans l'abdomen, du côté droit et derrière e diaphragme, il sécrète la bile qui est versée dans le luodénum par le canal cholédoque ; 3° le *pancréas*

(1) Le diaphragme est une cloison musculo-membraneuse qui sépare la poitrine de l'abdomen.

(2) L'abdomen, vaste compartiment qui fait suite à la poitrine, renferme plusieurs organes ou viscères, et notamment ceux de la digestion.

qui, placé au-dessus des intestins, sécrète un liquide appelé pancréatique versé aussi dans le duodenum; 4° enfin, la *rate* appuyée contre l'estomac et dont les fonctions ne sont pas encore bien connues.

Tous ces organes sont entourés dans l'*abdomen* par une vaste membrane séreuse (1), le *péritoine*, dont les replis nommés *mésentères* soutiennent l'intestin.

Mécanisme de la digestion.

On divise la digestion en celle des *aliments* et en celle des boissons.

On appelle *aliments* toutes les substances qui introduites dans le tube digestif sont susceptibles d'être converties en chyle.

La *faim* est le besoin qui sollicite le cheval à prendre des aliments pour réparer ses forces. Il accomplit cet acte en commençant par flairer le foin qu'on lui présente pour en choisir la portion la plus savoureuse qu'il sépare avec les lèvres; puis il l'arrache au moyen des incisives et l'introduit dans la bouche où la langue la pousse sous les dents molaires qui la broient. Cette dernière opération s'appelle *mastication*, et, pendant qu'elle s'effectue, les contractions des muscles des joues font tomber dans la bouche la *salive* qui imprègne les aliments divisés et les aide à se transformer en une sorte de pelote molle nommée *bol alimentaire*. Ce bol est alors poussé sur la face supérieure de la langue qui s'élève et le fait glisser vers

(1) Les séreuses sont des membranes fines, lisses, closes de toutes parts, qui laissent exhaler à leur surface un liquide séreux ou sérosité destinée à favoriser le glissement des organes les uns sur les autres.

le voile du palais; cet organe se soulève et le bol franchit rapidement l'arrière-bouche, c'est la *déglutition*. Le bol s'engage ensuite dans l'œsophage dont les contractions le font tomber dans l'estomac. Parvenu dans cet organe, il y séjourne quelque temps, s'imprègne du suc gastrique et devient *chyme*. Le pylore s'ouvre alors pour livrer passage à cette sorte de bouillie alimentaire qui s'écoule peu à peu dans le duodenum poussée par les contractions de l'estomac. Là, elle acquiert de nouvelles qualités; la *bile* et le *fluide pancréatique* lui font perdre de son acidité et elle se sépare en deux parties: l'une laiteuse et légère vient se déposer sur les parois de l'intestin, c'est le *chyle* qui est bientôt pompé par des *vaisseaux blancs* très-nombreux appelés *chylifères*, l'autre grossière, pressée par les contractions de l'intestin, chemine lentement dans les autres portions de ce tube, et arrive au rectum où elle détermine un sentiment de gêne qui sollicite l'animal à s'en débarrasser.

Le chyle passe des vaisseaux qui le contiennent dans un canal appelé *thoracique* qui le verse dans un gros vaisseau près du cœur où il se mêle au sang veineux.

Digestion des boissons.

Les boissons sont les liquides que les animaux prennent pour se désaltérer et compléter l'acte digestif; l'eau est leur seule boisson et la soif est la sensation qui les sollicite à boire.

Le cheval boit en plongeant l'extrémité inférieure de la tête dans l'eau jusqu'au-dessus des commissures des lèvres, et il aspire le liquide en retirant la langue au fond de la bouche; il se produit alors un vide dans cette cavité que l'eau vient aussitôt remplir, humée par les joues et sous l'influence de la pression atmosphérique. De la bouche elle traverse rapidement les mêmes voies que le bol alimentaire jusqu'au cœcum où elle séjourne quelque temps avant d'être absorbée par les veines.

De la circulation.

La circulation est une fonction par laquelle le *sang* est transporté d'un organe central nommé *cœur* dans toutes les parties du corps, et ramené ensuite de ces parties vers le point de départ. L'ensemble des organes qui servent à cette fonction constitue l'*appareil circulatoire* composé du cœur, organe principal, des *artères*, vaisseaux contractiles, qui transportent le sang dans les organes, des *veines*, vaisseaux non contractiles qui le ramènent de ces organes au cœur, et des *capillaires* (1), petits vaisseaux servant de trait d'union entre les artères et les veines.

Le sang est le liquide qui remplit les cavités du cœur, il circule dans les artères, les veines et les capillaires; il est d'un rouge vif dans les artères et d'un rouge noirâtre dans les veines.

Le cœur est un organe musculeux, susceptible de se contracter et de se relâcher par des mouvements égaux que l'on appelle *battements du cœur*; c'est le retentissement de ces battements dans les artères qui constitue le *pouls*.

Le cœur est logé dans la poitrine à la hauteur des quatrième, cinquième et sixième côtes sternales, entre

(1) Ces vaisseaux ont été ainsi nommés en raison de la petitesse de leur calibre, que l'on a comparée à la finesse des cheveux.

les deux *lobes du poumon*, et en avant du *diaphragme* : il y est renfermé dans un sac fibro-séreux nommé *péricarde*. Son intérieur présente quatre cavités dont deux supérieures appelées *oreillettes*, et deux inférieures nommées *ventricules*. Ces cavités sont séparées deux à deux par une cloison musculaire qui divise l'organe en cœur gauche et en cœur droit.

L'oreillette et le ventricule d'un même côté communiquent ensemble par une ouverture que vient fermer une sorte de soupape membraneuse appelée *valvule* ; les vaisseaux artériels sont également fermés par des soupapes analogues.

On distingue deux circulations, la petite qui s'effectue du cœur au poumon par les divisions de l'artère dite pulmonaire, et la grande qui du cœur se dirige vers tous les organes (1); dans l'une et l'autre le cœur est l'agent principal de la fonction, c'est lui qui, par ses contractions, chasse le sang dans les artères.

Après avoir parcouru successivement toutes les divisions de cet ordre de vaisseaux, ce liquide arrive dans les capillaires où il change de couleur en laissant dans chaque tissu les éléments propres à sa nutrition ; puis il passe dans les veines, parcourt tous les canaux de ce nom, et revient au cœur son point de départ.

En outre des artères et des veines, on trouve une série de vaisseaux extrêmement déliés (nommés lymphatiques) qui naissent de tous les organes. Ces vaisseaux, qui s'abouchent au point de jonction des capil-

(1) Il existe, en outre, une circulation à sang noir propre aux organes digestifs contenus dans l'abdomen ; c'est la circulation dite de la *veine porte*.

laires artériels et veineux, charrient un liquide auquel on a donné le nom de *lymphe*. Ils ne se réunissent point à la manière des veines, et dans leur trajet ils sont isolés et parallèles. De distance en distance, ils se pelotonnent pour former de petits corps arrondis nommés ganglions lymphatiques ; ce sont ces amas de petits vaisseaux blancs enroulés qui s'engorgent dans certaines maladies (la morve, le farcin, etc.).

De la respiration.

Cette fonction a pour objet de changer le sang noir en sang rouge. Ce phénomène, encore nommé *hématose*, se passe dans le *poumon* qui en est l'organe essentiel. Situé dans la cavité thoracique et divisé en deux lobes enveloppés d'une membrane séreuse nommée plèvre, le poumon est formé d'un tissu mou, spongieux, élastique, dans lequel l'air pénètre au moyen d'un long conduit toujours ouvert, hors le temps de la déglutition. Ce conduit comprend les naseaux, les cavités nasales, le pharynx, le larynx, la trachée et les bronches terminées par de petites ampoules ou vésicules.

L'air ne peut pénétrer dans l'appareil respiratoire que par la dilatation de la poitrine qui sollicite ce fluide à s'engouffrer jusque dans les dernières divisions bronchiques. Cette dilatation nommée *inspiration* est produite par la contraction du diaphragme (1) et celle des muscles inspirateurs.

Pour se faire une idée assez exacte de la respiration, il faut au moins savoir : 1° que l'air est formé de deux gaz mélangés (oxygène et azote) ; 2° que l'oxygène seul

(1) Le diaphragme, en se contractant, s'aplatit et agrandit en arrière la capacité du thorax.

sert à cette fonction; 3° qu'une portion de ce gaz traverse les parois des petites ampoules dont nous avons parlé pour se mélanger au sang des capillaires, à sang noir; 4° que par ce contact ce liquide, déjà enrichi par le chyle, redevient propre à entretenir la vie en passant du rouge noirâtre au rouge vif; 5° qu'il acquiert cette qualité nouvelle en abandonnant, en échange de l'oxygène, certains principes volatils (1) qui se rendent dans les petites ampoules d'où ils sont expulsés au dehors avec la portion d'air non décomposé; 6° que ce second temps, nommé *expiration*, s'opère par l'abaissement des côtes mobiles et le relâchement du diaphragme.

Telles sont, en résumé, les fonctions de nutrition qui font que les organes se réparent et s'entretiennent d'eux-mêmes par l'intermédiaire du sang oxygéné. Le liquide nourricier pénètre dans toutes leurs parties, et par un phénomène, spécial nommé l'*assimilation*, il dépose dans chaque tissu les principes qui lui sont propres; ce travail de nutrition, se passant dans leur profondeur, donne lieu à un dégagement de calorique que l'on appelle la *chaleur animale*.

Les matériaux déchus sont alors absorbés par les veines et les vaisseaux lymphatiques, et transportés jusqu'aux organes qui ont pour fonction de les rejeter au dehors par la voie de l'*exhalation* ou des *sécrétions*.

De l'exhalation.

L'exhalation est un phénomène basé sur la perméa-

(1) Acide carbonique et vapeur d'eau ; cette vapeur constitue la transpiration pulmonaire qui s'échappe par les cavités nasales ; elle est visible lorsque la température est basse.

bilité des tissus, duquel il résulte que certains fluides peuvent s'échapper du corps, soit par l'enveloppe cutanée, soit par toute autre surface. Ce phénomène, qui paraît tout physique, produit un résultat inverse à celui de l'absorption, il est l'agent unique de la transpiration dite *insensible*.

L'exhalation se produit aussi dans l'intérieur de certains organes qui ne communiquent point directement au dehors.

Des excrétions.

On donne le nom d'excrétions au produit résultant de la fonction de quelques organes chargés d'extraire du sang les résidus de la décomposition animale qui s'y trouvent dissous.

L'*appareil urinaire* est une des principales voies d'excrétion. Il se compose des *reins*, organes glanduleux situés sous les vertèbres lombaires, des *uretères*, de la *vessie* et du canal de l'*urèthre*. Chaque rein présente une cavité dans laquelle l'urine nouvellement formée et *filtrée* se dépose ; de là, elle coule dans les *uretères* et tombe dans la *vessie*, d'où elle est expulsée au dehors par le canal de l'*urèthre*.

Des sécrétions.

Il ne faut pas confondre les deux fonctions précédentes avec les sécrétions ; celles-ci sont dues à un travail particulier exécuté par des organes glanduleux qui ont pour but la formation d'un liquide spécial indispensable à l'entier accomplissement d'une fonction. Ex. : la salive, la bile et le fluide pancréatique dans l'acte de la digestion des aliments. — Jusqu'ici on n'a point trouvé tout formés dans le sang les principes spéciaux de ces liquides.

ARTICLE III

FONCTIONS DE REPRODUCTION.

Les fonctions de reproduction ont pour but la conservation de l'espèce; elles ont pour agent, chez le mâle : les *testicules*, le *canal déférent*, les *vésicules séminales*, la *glande prostate* et le *pénis* ou membre. Chez la *femelle* : les *ovaires*, les *trompes utérines*, la *matrice* ou *utérus*, le *vagin* et la *vulve*.

L'acte par lequel cette fonction s'accomplit chez le cheval étalon se nomme *saillie*, il a pour résultat la *gestation* lorsque la jument a conçu ou retenu. Cet état de plénitude a une durée moyenne de onze mois, temps pendant lequel le fœtus se forme et acquiert enfin le développement indispensable pour son nouveau mode d'existence (vie extra-utérine).

On nomme *parturition* les efforts expulsifs qui président à la naissance du poulain.

C'est ordinairement au printemps que l'étalon se rapproche de la jument, cette époque est dite celle des *chaleurs*.

DEUXIÈME PARTIE.

DE L'EXTÉRIEUR.

Cette partie de l'hippologie a pour objet l'étude de la conformation extérieure du cheval et celle des caractères à l'aide desquels on peut juger des qualités de cet animal ou de ses défauts, de sa valeur et de son aptitude au service.

Cette étude comprend : 1° la nomenclature des différentes régions du corps du cheval et des parties qui les composent; 2° l'énumération des caractères de belle conformation qu'elles présentent; 3° l'indication de leurs défectuosités, tares, blessures et affections diverses; 4° quelques notions sur le centre de gravité, les proportions, les aplombs, les attitudes et les mouvements; 5° la connaissance de l'âge, des robes et des aptitudes; 6° un aperçu des provenances du cheval de troupe; 7° enfin, la manière de le *signaler*.

ARTICLE PREMIER

PARTIES CONSTITUANTES DU CORPS DU CHEVAL EN EXTÉRIEUR.

Les anciens écuyers, et avec eux Bourgelat, avaient l'habitude de juger le cheval sous l'homme. Ils appelaient *avant-main* toutes les parties placées en avant du cavalier, *corps* toutes celles recouvertes par lui et la selle, *arrière-main* toutes celles situées en arrière; cette division est encore adoptée.

L'*avant-main* comprend : la tête, le cou ou l'encolure, le garrot, le poitrail, le passage des sangles et les membres antérieurs.

Le *corps* est composé du dos, du rein, des flancs, des côtes, du ventre, des mamelles chez la jument, et des organes sexuels chez le mâle.

L'*arrière-main* comprend : la croupe, la queue, les hanches, les fesses, l'anus, la vulve chez la jument, le périné ou raphé et les membres postérieurs.

Dans la tête on remarque : la nuque, le toupet, les oreilles, le front, les salières, les yeux, les tempes, le chanfrein, le bout du nez, les naseaux, les lèvres, le menton, la barbe, les joues, les ganaches, l'auge ; dans la bouche : les dents et les gencives, les barres, la langue et le palais; entre la tête et l'encolure : la région des parotides.

On distingue dans l'encolure la *base* et le *sommet*, les *faces* sur lesquelles on remarque la *gouttière* des jugulaires, un bord supérieur qui porte la *crinière*, un bord inférieur nommé le *gosier* en haut duquel est située la *gorge*.

Le garrot présente un sommet et une base ; au poitrail on remarque les ars et l'inter-ars.

Les membres antérieurs sont formés par l'épaule et le bras confondus en une seule région, par le coude, l'avant-bras, la châtaigne, le genou, le canon, le tendon, le boulet, l'ergot, le fanon, le paturon, la couronne et le sabot.

Dans le corps le flanc seul se subdivise en creux, corde et pli.

Dans l'arrière-main, les membres postérieurs comprennent : la cuisse, le grasset, la jambe ou le mollet, le jarret avec son *pli*, ses *vides* et sa *pointe* ; en dessous du jarret se trouvent les mêmes régions que dans le membre antérieur au-dessous du genou.

BEAUTÉ ET DÉFAUTS DE CES DIFFÉRENTES RÉGIONS.

Avant-main.

TÊTE. — Pour être bien conformée, la tête doit avoir la forme dite *carrée*, c'est-à-dire que toutes ses faces doivent être nettement dessinées. Elle sera légère et bien proportionnée au corps du cheval, la peau qui la recouvre souple et fine, les oreilles petites, plantées un peu en avant, droites et hardies ; la nuque et le front, indices du développement du cerveau, doivent être aussi larges que possible, les salières peu profondes, les yeux grands, bien ouverts, placés bas, vifs, expressifs, limpides et doux, le chanfrein large, droit, le bout du nez carré, mobile, les naseaux bien ouverts (1), les lèvres bien fermées, d'une épaisseur moyenne, la bouche bien fendue, les barres moyennement arrondies s'élevant à peu près au niveau de la langue et des lèvres, les gencives fermes et rosées, la langue ni trop épaisse, ni trop étroitement logée et un

(1) Par l'ouverture des naseaux on peut juger de l'ampleur de l'appareil respiratoire du cheval, cet animal ne pouvant respirer par la bouche, ces ouvertures doivent toujours être largement ouvertes.

peu en saillie sur le niveau des barres, les joues sèches et musculeuses, la barbe située en arrière du menton, sera arrondie et non tranchante, l'auge spacieuse et bien évidée, les ganaches moyennement développées.

Cette conformation de tête se rencontre surtout chez le cheval arabe.

La tête peut pécher par excès de longueur ou de volume (tête longue ou massive), par défaut de largeur, tête *étroite ;* elle est encore dite de *vielle* (1), *décharnée,* lorsqu'elle paraît maigre, desséchée. Elle peut pécher par une conformation vicieuse d'une ou de plusieurs de ses parties : tête *busquée,* de *lièvre, moutonnée,* lorsque le chanfrein ou le front forment une ligne courbe en sorte de proéminence analogue à la tête de ces animaux ; on la dit encore *camuse* (cette conformation est plutôt un caractère de race qu'une défectuosité), lorsque la partie inférieure du front présente une dépression transversale. La tête peut avoir encore les oreilles trop longues, lourdes, pendantes, les sallières profondes, le front étroit, les yeux petits, enfoncés, couverts, les naseaux et la bouche peu fendus, les joues empâtées ; enfin, elle peut être chargée de ganaches avec une auge peu développée.

La tête est *bien placée,* quand sa direction forme avec le sol une inclinaison de 45 degrés environ ; lorsqu'elle est placée en avant de cette ligne, on dit que le cheval *porte au vent ;* lorsqu'elle est placée en arrière, on dit qu'il *s'encapuchonne.* La tête est *bien attachée,* quand la région des parotides est marquée par un sillon assez profond pour faciliter ses différents mouvements ; on la dit *plaquée,* lorsque ce sillon est peu marqué, et *décousue*

(1) Ainsi nommée à cause de sa ressemblance avec le corps de cet instrument.

lorsqu'il est trop prononcé et que l'attache de la tête est grêle.

Encolure. — L'encolure forme avec la tête un bras de levier destiné à faire contre-poids au déplacement des différentes régions du corps (1); elle doit être bien proportionnée, plutôt longue que courte, et sa réunion au poitrail bien accusée, dans ce cas on dit que l'encolure est *bien sortie*; elle doit être droite et inclinée de manière à bien couvrir le cavalier, on la dit alors *bien portée*.

La crinière sera fournie de crins fins, doux au toucher (signe de race) et le gosier développé.

L'encolure, sans être défectueuse, peut s'éloigner de la forme précédente; elle est dite *rouée* quand son bord supérieur décrit une courbure, et *en cou de cygne* lorsque la courbure n'existe que vers la tête.

Comme conformation vicieuse de cette région nous citerons l'encolure *renversée ou de cerf*, qui prédispose le cheval à porter au vent; par opposition, l'encolure peut être horizontale, trop basse ou fausse, ce qui rend le cheval lourd à la main et sujet à *buter*; l'encolure est dite *penchée* quand son bord supérieur est dévié de côté; cette défectuosité se remarque lorsqu'elle est trop épaisse ou *trop chargée*.

L'encolure grêle n'est pas toujours un défaut pour le cheval de selle, surtout si elle est terminée par une tête légère.

On remarque quelquefois chez certains chevaux de race, une sorte d'évidement à la réunion du bord supérieur de l'encolure avec le garrot, on le nomme *coup de hache*, et on appelle *coup de lance* une dépression en

(1) Elle a pour base osseuse les vertèbres cervicales.

forme de fossette que l'on peut rencontrer sur les faces de cette région.

Garrot. — Le garrot a pour base les apophyses épineuses des huit premières vertèbres dorsales ; il est *beau* quand il est élevé, sec, bien sorti et qu'il se prolonge insensiblement en arrière; dans ces conditions il favorise le soutien de la tête et le jeu des épaules. Le garrot est *bas*, lorsqu'il est peu développé; il est dit *gras*, *épais*, *noyé*, lorsqu'il se confond avec les parties environnantes.

Poitrail. — Le poitrail est limité supérieurement par l'encolure, et latéralement par la pointe des épaules ; il a pour base le sternum, et doit être proportionnellement large, bien musclé. Le sternum doit être saillant, dans le cas contraire, le poitrail peut être creux ou enfoncé, ce qui est un défaut; on le remarque généralement dans les poitrines étroites.

Le poitrail s'unit aux membres antérieurs par les *ars* que sépare l'*inter-ars*. En arrière, et de chaque côté de la poitrine, on remarque le *passage des sangles* dont la conformation est toujours en rapport avec celle de cette cavité; il doit toujours être arrondi en arrière des coudes.

Des membres antérieurs.

Épaule. — L'épaule a pour base le scapulum et l'humérus confondus en une seule région ; on la dit *belle* lorsqu'elle est longue, oblique et musculeuse; cette disposition facilite l'étendue et la liberté des mouvements du membre.

On nommé épaule *droite* celle qui se raproche de la verticale; cette direction raccourcit l'étendue des mouvements. Elle est *plaquée* lorsqu'elle forme peu de saillie ; elle est *chevillée* quand la liberté de son jeu est tellement gênée qu'elle paraît comme soudée au corps ; dans ce cas on dit aussi que le cheval est *pris des épaules*. On dit encore d'un cheval qu'il n'a pas d'épaules, qu'il a les épaules froides lorsque les mouvements de cette région sont très-bornés.

On nomme *pointe* de l'*épaule* la partie de la région qui correspond à l'articulation du scapulum avec l'humérus, et *sommet* celle qui s'appuie sur les côtés du garrot.

Avant-bras. — Cette région, qui a pour base le radius, est séparée de la précédente par un petit sillon horizontal : elle doit être longue, verticale et musculeuse, surtout à sa partie supérieure. L'avant-bras court, quoique bien musclé, ne permet pas une aussi grande étendue de mouvement; on le recherche néanmoins pour les allures élevées. L'avant-bras grêle est celui dont les muscles sont peu prononcés.

A la partie supérieure et postérieure de l'avant-bras se trouve le *coude*, qui doit être long et bien détaché du tronc ; quand il en est trop rapproché, on dit que le cheval a les *coudes au corps*, ou *rentrés en dedans* s'ils s'engagent sous la poitrine. Le coude peut être porté en dedans ou en dehors, et de ces différentes positions dépend la direction de la partie inférieure de l'extrémité (cheval cagneux, panard).

Le coude a pour base l'olécrâne, seule partie développée du cubitus du cheval.

Genou. — Le genou fait suite à l'avant-bras sur la même ligne verticale que ce rayon et le canon ; il a pour base, outre les sept petits os du genou proprement dits, les extrémités articulaires du radius et de l'os du canon, avec lesquelles ils sont en rapport. Il sera large, sec, légèrement arrondi d'un côté à l'autre, sa surface antérieure ne présentera aucune inégalité, il devra être placé bas, ce qui est un caractère de vitesse. La saillie de l'os crochu sera prononcée.

Canon et tendon. — Cette région a pour base l'os du canon et ses deux péronés longés en arrière par les tendons des fléchisseurs du pied ; elle sera courte et large; le tendon droit, gros, saillant, sec et bien détaché.

Quand elle pèche par excès de longueur, elle est souvent mince et faible (tendon grêle). Le tendon est *failli* si, à partir du pli du genou, il ne descend pas suivant une ligne droite, s'il paraît appliqué contre l'os et comme étranglé. Cette déviation est un vice de solidité.

Boulet. Cette région est formée par l'articulation de l'os du canon avec celui du paturon et les deux grands sésamoïdes. Elle doit être régulière dans son contour, large sur toutes ses faces et particulièrement dans son diamètre antéro-postérieur qui correspond au passage des tendons sur les grands sésamoïdes, ces derniers, ainsi que les ligaments, doivent être fermes, bien accusés pour résister aux tiraillements qui résultent de l'obliquité du paturon.

Le boulet est très-important à considérer parce qu'il supporte toutes les pressions et toutes les secousses occasionnées par les efforts énergiques de la locomotion accélérée. Lorsqu'il est étroit dans tous les sens, cela indique le peu de surface de ses pièces articulaires joint au peu de volume des tendons et ligaments; un boulet ainsi conformé manque de résistance, et le cheval de solidité.

Le cheval est *bouté* ou *bouleté* lorsque les rayons osseux qui forment l'articulation du boulet se redressent ou se dévient en avant, au point d'y former une saillie plus ou moins prononcée; cette déviation est toujours un signe de souffrance, de fatigue ou d'usure.

En résumé, c'est sur cette région qu'apparaissent les premiers signes de fatigue ou d'usure prématurée; on ne les voit que trop souvent sur les jeunes chevaux soumis à un dressage inhabile ou à un travail au-dessus de leur force.

A la face postérieure de cette jointure on remarque une petite production cornée nommée *ergot* : il est entouré d'un bouquet de poils appelé *fanon*; ces poils sont peu fournis et très-fins chez les chevaux de race, l'inverse à lieu chez les chevaux communs.

Paturon. Le paturon, qui a pour base l'os de ce nom, fait suite au boulet, il doit être fort et suffisamment incliné pour amortir les réactions du sol sans nuire à la vitesse. Trop long, il occasionne des tiraillements des cordes tendineuses, trop court, il n'amortit pas assez les réactions et amène en peu de temps la ruine du membre. Dans le premier cas, le cheval est *long-jointé* et *court-jointé* dans le second : on dit le cheval *droit* ou *piqué* sur ses membres, quand l'os du paturon se trouve sur la même ligne que le canon : on dit enfin qu'il est *bas-jointé* si, dans l'appui le paturon se rapproche de la ligne horizontale. Ce défaut, qui ôte toujours au membre une partie de sa force, se remarque le plus habituellement sur les chevaux long-jointés.

La face postérieure de cette région est nommée *pli du paturon*.

Couronne. La couronne relie le paturon au sabot

auquel elle est intimement unie; elle forme au-dessus de la boîte cornée une sorte de bourrelet arrondi et souple, surtout à sa partie postérieure qui se confond avec les talons.

En traitant de la maréchalerie nous parlerons du sabot et de ses parties constituantes, comme aussi, pour éviter les répétitions, nous renvoyons à l'article *aplomb* les autres détails sur les déviations que peuvent présenter les membres.

Les tares, blessures et autres affections que l'on observe sur les différentes régions du corps et des membres seront traitées dans un article spécial.

Du corps

Dos. — Le dos, placé entre le garrot et le rein, a pour base douze vertèbres dorsales ; il doit présenter une grande solidité pour résister au poids du cavalier et de la charge, mais, en même temps, il doit être suffisamment souple pour l'amortissement des réactions. Un dos bien conformé est droit, court, large, bien musclé. S'il présente une courbure en contre-bas, le cheval est *ensellé*. Cette disposition se remarque dans les dos longs, elle indique de la souplesse aux dépens de la force ; si, au lieu d'être fléchi dans le sens de la pesanteur, il est au contraire voûté, c'est le *dos de mulet* ou *de carpe* ; cette conformation offre plus de résistance, mais elle nuit à la transmission rapide des mouvements de l'arrière-main à l'avant-main.

Le dos est *bas* lorsqu'il est trop incliné vers l'avant-main ; cette conformation est des plus vicieuses pour le service de la selle, on la remarque dans les chevaux bas du devant.

Le dos paraît quelquefois *double* par la saillie des muscles qui sont situés de chaque côté de sa ligne ; cette ligne peut être saillante, ce qui rend le dos *tranchant*. Cette dernière disposition, si elle n'est point due à la maigreur, annonce des apophyses épineuses élevées ; elle est un signe de force et de race.

Rein. Le rein, qui continue la ligne du dos, a pour base les six vertèbres lombaires ; il se réunit à la croupe d'une manière insensible, forme une sorte de clef de voûte entre l'arrière-main et le corps, et c'est lui qui transmet aux parties antérieures toutes les impulsions des membres postérieurs. Cette région, en raison de son rôle important, doit être fortement constituée, droite, courte, large, musclée et suffisamment souple pour fléchir lorsqu'elle est légèrement pincée.

Le rein *bas* est celui qui ne se relie pas horizontalement avec la croupe ; quand ce défaut est prononcé et que la croupe paraît plus élevée, on le dit *mal attaché*.

Cette conformation, qui coïncide le plus souvent avec un rein long, étroit et maigre, nuit à la rapidité des allures en ne transmettant que mollement à l'avant-main toute la somme d'impulsion produite par la détente de l'arrière-main.

Comme le dos, le rein peut également être *double*.

Des flancs. Les flancs, situés de chaque côté du rein, en arrière des côtes et en avant des hanches, doivent être pleins et courts ; la brièveté de cette région, due à l'élévation et au cintre plus prononcé des dernières côtes asternales, est l'indice d'une poitrine profonde.

Quand le flanc est creux, que la corde formée par le muscle qui lui sert de base est saillante et sa partie inférieure relevée, cela indique ou une insuffisance d'alimentation ou que le cheval se nourrit mal ; on dit alors qu'il a le flanc *retroussé*, *cordé*, qu'il est *efflanqué*.

Cette région est surtout importante à étudier au point de vue des mouvements respiratoires qui s'y reflètent : le flanc doit être calme pendant le repos, s'il est agité ou irrégulier, c'est l'indice d'un état maladif.

Des cotes. Les côtes circonscrivent la poitrine et protégent les organes qu'elles renferment; de leur degré d'écartement, de courbure et de longueur dépend la capacité de cette cavité. Pour être bien faite, il faut donc que la région de la côte soit longue et bien incurvée; dans ces conditions elle facilite la dilatation des poumons. Cette conformation se remarque habituellement chez les chevaux de *fond*.

Les côtes moins arrondies, mais longues, donnant à la poitrine plus de hauteur que de largeur peuvent favoriser la vitesse ; mais pour le cheval de guerre, c'est avant tout une poitrine ronde, bien cintrée, bien cerclée que l'on doit rechercher comme offrant plus de garantie pour une longue durée de service.

Une poitrine *basse*, *descendue*, est celle qui dépasse, à sa partie inférieure, le niveau du coude, c'est la poitrine du cheval *près de terre* ; un cheval dont la côte courte n'atteint par le niveau de cette région est *trop enlevé*, il lui passe *trop d'air* sous le ventre.

La poitrine est *étroite* quand les côtes sont courtes et plates, les membres antérieurs sont alors *peu ouverts*.

Du ventre. Le ventre fait suite aux flancs et à la

poitrine, il correspond aux parois inférieures de l'abdomen; son volume est habituellement en rapport avec celui des organes digestifs, dont le développement dépend du mode de nourriture de l'animal.

Le ventre est bien conformé, quand il est cylindrique et qu'il ne dépasse pas la circonférence du thorax; s'il la dépasse, on dit qu'il est *tombant* ou *avalé* (ventre de vache); cette conformation annonce un animal mou, grand mangeur et peu propre aux allures rapides. S'il présente le défaut opposé, c'est-à-dire s'il est retiré vers le flanc, on dit le cheval *levretté*, *étroit de boyaux*.

Le *fourreau* enveloppe et protége la verge; il doit être large, bien descendu pour permettre la libre sortie de cet organe

Les *bourses*, chez le cheval entier, doivent être souples, lisses, minces et sans adhérences (1).

La *verge* peut être trop sortie du fourreau, molle et quelquefois pendante; ce défaut est souvent le résultat d'une sorte de paralysie, il est gênant pour le cheval.

La *vulve*, chez la jument, est constituée par une fente verticale située au-dessous de l'anus; c'est l'orifice externe de l'appareil génital et urinaire,

Le *périné* est l'espace compris entre les fesses et les cuisses, depuis l'anus jusqu'aux organes génitaux; la peau en est très-fine et dépourvue de poils; il correspond à une grande partie du canal de l'urèthre.

Le *raphé* n'est autre chose que la petite ligne saillante qui divise verticalement le périné.

(1) On désigne sous le nom de *hongre* le cheval privé de ses testicules par une opération (la castration).

Arrière-main.

CROUPE. La croupe fait suite au rein, elle est limitée sur les côtés par les hanches et la cuisse, postérieurement par la queue ; la longueur et la largeur sont les conditions essentielles de sa bonne conformation. Quant à sa direction, pour le cheval de troupe, elle doit être plutôt un peu inclinée qu'horizontale ; dans ces conditions elle favorise la progression et donne du liant aux mouvements. La direction de la croupe doit toujours se mesurer par une ligne menée de la hanche à la pointe de la fesse, si cette ligne est trop horizontale la croupe sera défectueuse parce qu'elle ne favorisera ni la progression ni le *rassembler*. Cette direction exagérée se remarque dans l'espèce bovine où elle est très-accusée dans la femelle.

La croupe est *double* quand elle est très-charnue et qu'elle présente un sillon dans son milieu, elle est *tranchante* si la saillie du sacrum est très-prononcée, *anguleuse* quand la disposition de ses bases osseuses donne à sa surface plusieurs angles accentués.

La croupe *basse, avalée*, en forme de pupitre, est celle qui va en s'abaissant d'avant en arrière ; la croupe peut encore pécher par défaut de longueur, de largeur (croupe courte, étroite).

QUEUE. La queue a pour base les coccygiens, on lui reconnaît deux parties, le tronçon et les crins : elle doit être attachée haut et éloignée de la pointe des fesses.

La queue est bien portée lorsqu'elle se *détache* dès sa naissance suivant une ligne horizontale ou relevée, c'est généralement un signe de race ou d'énergie ; le tronçon doit opposer de la résistance lorsqu'on le soulève, les crins doivent être fins et abondants.

La queue est mal *attachée* quand elle est basse et comme collée entre les fesses.

On appelle cheval *à tous crins*, celui dont le tronçon de la queue n'a pas été diminué, et cheval *écourté* celui auquel on a retranché un certain nombre de nœuds ou d'os coccygiens. On appelle *queue de rat* celle dont le tronçon est en partie dépourvu de crins.

HANCHES. Les hanches sont les saillies formées par les angles externes des iliums; elles bornent la croupe antérieurement sur les côtés.

Les hanches sont d'autant plus élevées et *saillantes* que la croupe est plus oblique ou plus avalée.

On dit qu'elles sont *effacées* ou *coulées* lorsqu'elles sont peu apparentes; si elles sont prononcées, on dit que le cheval est *cornu*, qu'il est *épointé*, *éhanché* si une hanche est plus basse que l'autre; cette inégalité est ordinairement due à un déplacement ou à une fracture de la pointe de l'ilium dans le jeune âge.

Les juments ont ordinairement les hanches plus larges que les chevaux; cette conformation est une beauté chez celles que l'on destine à la reproduction.

ANUS. L'anus est l'ouverture postérieure du tube digestif, il doit être saillant et bien fermé; l'anus rentré et béant est un signe de faiblesse, de maladie ou de vieillesse.

FESSES. La pointe des fesses, formée par les ischiums, doit être saillante et éloignée le plus possible de celle du côté opposé (cheval bien ouvert du derrière). Les muscles de cette région seront proéminents, longs, bien descendus, fermes et énergiques; dans ces conditions le cheval sera *bien culotté*. Les fesses droites, aplaties, rentrées, amaigries, sont toujours un indice de faiblesse ou de dépérissement.

Cuisses. La cuisse a pour base le fémur ; elle doit être inclinée d'arrière en avant, ses muscles prononcés, fermes, vigoureux ; sa face interne, nommée plat de la cuisse, présentera une séparation tranchée avec la jambe qui lui fait suite. Cette face est longée par une veine saillante nommée *saphène*.

La cuisse peut être courte et peu musclée ; cette conformation annonce peu de puissance dans l'arrière-main, et le cheval est dit *mal gigoté*.

Chez les chevaux de sang la séparation des muscles forme des sillons visibles sous la peau, qui est très-fine, mais on ne doit pas les confondre avec celui que l'on désigne sous le nom de *raie de misère*, qui ne se remarque que dans les chevaux amaigris ou épuisés.

Grasset. Cette région est bien conformée lorsqu'elle se détache et que la rotule qui en forme la base, ainsi que les muscles qui s'y attachent, forment une saillie prononcée. On nomme *pli du grasset*, le repli de la peau qui semble unir le membre postérieur à l'abdomen.

Jambe. La jambe, qui a pour base le tibia et son péroné, s'étend de la partie inférieure de la cuisse au jarret; elle doit être suffisamment inclinée en arrière, longue et bien musclée pour réunir tout à la fois, dans le cheval de troupe des conditions de force et de vitesse.

Le cheval a la jambe *bien faite*, il a *du mollet* quand la saillie de ses muscles fléchisseurs est très-prononcée ; dans le cas contraire on la dit *maigre* ou *grêle*.

Jarrets. Cette région a pour base les os tarsiens

avec leurs ligaments et les tendons qui y aboutissent. Centre des mouvements de tous les rayons du membre postérieur, elle joue un grand rôle dans la progression, aussi doit-elle être solidement établie pour soutenir, par la puissance de ses ressorts, l'action des muscles de l'arrière-main et résister à la réaction produite dans les mouvements de grande vitesse.

On distingue aux jarrets le *pli* ou la face antérieure, le *creux* situé sur les côtés, la *corde* placée en arrière et la *pointe* ou le *sommet*.

Un jarret est *beau* quand il est bien descendu, sec, large, bien évidé et exempt de tares.

Le jarret peut pécher par défaut de largeur (jarret étroit), par défaut de sécheresse (jarret empâté), par un resserrement brusque à sa partie inférieure (jarret étranglé). Il peut encore pécher par défaut d'aplomb (jarret droit, coudé, crochu), et enfin par la présence de tares comme nous le verrons plus loin.

Les rayons qui terminent les membres postérieurs sous le jarret, à part un peu plus de longueur, présentent les mêmes caractères de beauté et de défectuosité que ceux qui leur correspondent dans les membres antérieurs.

Des tares des membres.

On réserve plus particulièrement le nom de *tares* des membres à des tumeurs dures ou molles qui ont leur siége, soit au pourtour de leurs articulations, soit le long de leurs rayons inférieurs et dont la présence gêne plus ou moins les mouvements. On appelle aussi tares les traces de chute ou les cicatrices résultant d'accidents ou d'opérations (cheval couronné, taré par le feu, etc.).

Des tares osseuses.

Les tares dures sont constituées par des tumeurs osseuses qui ont pour cause des tiraillements opérés sur le périoste, ou des contusions dont le résultat est l'inflammation de cette membrane et, à sa suite, un dépôt de matière osseuse aux endroits tiraillés; quelquefois encore ces tumeurs résultent d'une prédisposition que les animaux tiennent de leurs parents.

Les tares dures peuvent exister au pourtour de l'articulation du genou sous forme de petits nœuds osseux nommés *osselets*; de chaque côté de l'os du canon, ce sont les *suros*; au pourtour de l'articulation du boulet elles se remarquent sous forme de petites tumeurs allongées ou noueuses, le long des os du paturon ou de la couronne, on les appelle *formes*. On réserve encore ce dernier nom à l'ossification des cartilages de l'os du pied (1).

Au jarret on les remarque: 1° au niveau de la malléole interne du tibia(courbe); 2° plus bas et au niveau du péroné interne (éparvin); 3° au côté externe de la même articulation et au niveau du péroné (jardon); quand la saillie de cette tumeur se prolonge en arrière et contourne la face postérieure du jarret de manière à en diviser la ligne, elle s'appelle *jarde*.

Ces différentes tares n'occasionnent une boiterie que quand elles gênent le jeu des os, des tendons et la tache des ligaments.

(1) Voir à la maréchalerie l'anatomie du pied.

Des tares molles.

Ces tumeurs sont le résultat de l'accumulation de la synovie dans l'intérieur des capsules synoviales ou tendineuses, ou bien dans une sorte de petite bourse qui se forme sous la peau, à l'endroit où cette membrane glisse sur des saillies osseuses; dans ce dernier cas, le liquide épanché se nomme *sérosité*. Quand les tumeurs molles n'occasionnent pas de compression douloureuse des tissus qu'elles recouvrent, elles font rarement boiter les animaux. Elles existent au coude, (éponge), au côté externe du genou (vessigon du genou), entre les os de cette articulation et les tendons fléchisseurs qui les longent (hydropisie de la gaîne carpienne), sur les côtés et en arrière du boulet (molettes), au grasset (hydropisie du grasset), au pli et sur les côtés du jarret (vessigon articulaire), dans le creux de cette région (vessigon tendineux), à sa pointe, (capelet).

Quand ces différentes tumeurs existent en double de chaque côté du membre on les appelle *chevillées;* on les dit *indurées* quand, de molles qu'elles étaient primitivement, elles sont devenues dures et ne s'affaisent plus sous la pression.

TRACES DE BLESSURES ET AUTRES AFFECTIONS QUE L'ON PEUT RENCONTRER SUR LES DIFFÉRENTES PARTIES DU CORPS.

A LA TÊTE : le bout du nez présente quelquefois, en forme d'anneau, une cicatrice due à l'application réitérée du tord-nez; il peut encore présenter des traces de chute.

Sur le chanfrein il peut exister des dépressions

provenant de l'action de la muserolle ou du careçon, ou des cicatrices.

Sur le front on rencontre quelquefois des traces de chute ou d'opérations (trépanation).

A la nuque les compressions de la têtière donnent souvent lieu à une maladie particulière nommée *mal de taupe*.

Les oreilles peuvent être fendues, déchirées ou tronquées ; les tempes peuvent présenter des traces de fistules ; les arcades orbitaires, comme les tempes, sont souvent exposées à des contusions ; les yeux à des maladies dont les principales sont : la conjonctivité, les taies, la fluxion périodique, la cataracte et l'amaurose ou paralysie du nerf optique.

Des traces de sétons peuvent exister sur les joues ; les lèvres peuvent présenter des déchirures, notamment aux commissures ; dans la bouche, les barres sont quelquefois excoriées ou présentent des fistules, la langue peut être coupée, les dents cassées, mal sorties, irrégulières ou cariées, la muqueuse du palais épaissie au point de dépasser le niveau des incisives supérieures (le lampas) ; la barbe est souvent excoriée par la gourmette et l'auge remplie par des tumeurs plus ou moins grosses (glandes et abcès) ; la région des parotides peut-être engorgée et douloureuse et présenter des traces de fistules.

Sur le corps : l'encolure porte souvent des traces de sétons, sa crinière peut être le siége de démangeaisons occasionnées par la gale ou la présence de parasites (poux), son bord antérieur ou gosier a quelquefois vers son milieu une cicatrice qui résulte d'une opération nommée *trachéotomie*.

On remarque souvent sur le sommet du garrot ou

sur ses côtés, des cicatrices ou des parties dures, insensibles, résultant d'une mortification circonscrite de la peau, (cors) ; le sommet des apophyses, qui servent de base à cette région, peut avoir été enlevé à la suite d'un mal grave (carie), le garrot peut, enfin, être le siége de tumeurs chaudes, froides ou enkystées.

Le dos peut présenter sur sa ligne et sur ses côtés des cors et des cicatrices occasionnées par la pression de la selle ; en général, les traces de blessures situées sur les régions où porte le harnachement sont à considérer, parce qu'elles sont sujettes à des récidives d'une guérison quelquefois difficile.

Le rein peut être excorié, *rognonné*, la base de la queue blessée par le culeron de la croupière, la région des côtes présenter des cicatrices larges et des exostoses occasionnées par des fractures, des traces de sétons et de vésicatoires.

A la réunion des épaules, à l'encolure, on peut remarquer des replis épaissis de la peau résultant le plus souvent de morsures ou du frottement de certaines parties du harnachement ; à cette région on peut encore voir des traces de sétons, de vésicatoires ou de feu.

Le poitrail peut porter des traces de sétons ou d'autres cicatrices ; le passage des sangles est quelquefois le siége de blessures indureés et de cors ; on y remarque aussi très-souvent des dépilations ou de larges cicatrices résultant d'applications vésicantes.

A l'abdomen on peut observer des tumeurs molles ; le plus souvent dans son milieu, l'*exomphale*, et dans diverses parties de son étendue des hernies ou des traces d'éventration.

Enfin, dans la région inguinale, chez les chevaux

entiers, les bourses peuvent être le siége d'une infiltration ou de tumeurs graves (hydrocèle, sarcocèle, hernie).

ARTICLE II.

DU CENTRE DE GRAVITÉ.

Il est indispensable de donner une idée de ce que l'on appelle le centre de gravité, pour faciliter l'étude des différents articles de l'extérieur du cheval qui vont suivre.

DÉFINITION. Un corps pesant peut être considéré comme formé par la réunion d'une infinité de particules dont chacune d'elles est attirée vers la terre par la *force de gravitation*. Toutes ces forces parallèles réunies peuvent être remplacées par une seule qui, appliquée en un certain point du corps, présentera la somme de toutes les actions de la pesanteur. Le point d'application de cette force est ce que l'on nomme *centre de gravité*.

Dans les animaux où la forme du corps est variable, la position du centre de gravité change souvent, aussi ne peut-on le préciser d'une manière absolue ; toutefois, on est généralement d'accord pour le placer, dans le cheval, un peu en arrière du passage des sangles.

On nomme ligne de direction ou de gravitation, la verticale qui passe par le centre de gravité ; quand cette ligne est soutenue par le sol, il y a équilibre

L'équilibre est dit *stable* lorsque le centre de gravité est placé bas, et *instable* lorsqu'il est placé haut.

Pour qu'un cheval au repos soit en équilibre sur ses membres, il faut, avant tout, que les muscles extenseurs de ces colonnes se maintiennent contractés (1), sans cela elles fléchiraient sous le poids du corps et détermineraient une chute. Il faut ensuite que la ligne de gravitation tombe dans les limites de l'espace que les membres laissent entre eux ; plus cet espace, nommé *base de sustentation*, sera large par rapport à la hauteur où se trouve le centre de gravité, plus son équilibre sera stable ; mais, dans les différents mouvements ou attitudes, cette base peut varier et ne plus être aussi large que dans la station. Elle peut être circonscrite seulement par trois, deux ou un seul membre, dans ces cas elle offrira d'autant moins de sûreté dans le support qu'elle aura moins de surface.

Si le centre de gravité vient à dépasser la base de sustentation, il ne sera plus soutenu, et l'équilibre ainsi rompu pourra déterminer une chute, à moins qu'elle ne soit immédiatement prévenue par un nouveau déplacement de la base de sustentation. C'est par une succession de déplacements ainsi exécutés qu'est produite la locomotion, d'où l'on peut dire que le mouvement procède de la rupture de l'équilibre.

ARTICLE III

DES PROPORTIONS.

On appelle proportions les rapports de dimensions de force et d'harmonie qui doivent exister entre toutes les parties du corps du cheval. Cette étude a pour but de constater si l'ensemble de l'animal répond au ser-

(1) Cette contraction musculaire des membres est d'autant plus fatigante qu'elle dure plus longtemps ; aussi la station prolongée est-elle plus pénible que la marche.

vice auquel on le destine. Pour faciliter cette appréciation, Bourgelat avait indiqué la tête comme mesure unique à consulter, mais l'application de ce principe trop absolu est à peu près abandonnée.

De nos jours, monsieur le général de division Morris a ingénieusement établi qu'il existe chez le cheval bien conformé une sorte de parallélisme entre la position libre de la tête, celle de l'encolure et la direction des rayons supérieurs des membres. Il a nommé cette théorie nouvelle *similitude des angles* et, pour en donner une idée sommaire, en voici les points principaux : 1° la tête, l'épaule et la cuisse sont situées dans la même direction parallèle, — 2° l'encolure, le bras et la jambe le sont également, et des lignes menées suivant ces directions se rencontreraient deux à deux et formeraient des *angles articulaires* toujours égaux ; cette disposition, suivant le Général, étant aussi favorable à la vitesse qu'à l'ensemble des mouvements.

Cette manière neuve d'apprécier le cheval par les rapports angulaires des rayons locomoteurs paraît exacte.

En dehors de ces appréciations théoriques, on peut dire qu'un cheval est bien proportionné lorsque toutes ses parties ont un volume, une conformation et une direction tels que toute la machine paraît être dans un équilibre parfait, par suite de la répartition régulière du poids du corps sur les membres.

ARTICLE IV

DES APLOMBS.

La direction que les membres doivent avoir pour

que le corps soit solidement supporté et équilibré, tant au repos qu'en mouvement, se nomme aplomb.

Pour déterminer les aplombs du cheval, on a imaginé de tirer certaines lignes d'un point du membre à terre, c'est ce que l'on nomme ligne d'aplomb.

Aplombs du membre antérieur.

On détermine les aplombs du membre antérieur de profil et de face. De profil : au moyen de trois lignes, la première abaissée de la pointe de l'épaule à terre et tombant un peu en avant de la pince, la deuxième abaissée du sommet du garrot à terre, et la troisième abaissée du tiers inférieur et externe de l'avant-bras et tombant en arrière des talons.

Le membre est d'aplomb quand il ne rencontre ni l'une ni l'autre des deux premières lignes et que la troisième divise en deux parties égales les rayons qu'elle longe.

Aplombs défectueux. D'une manière générale, tous les défauts d'aplomb prédisposent le membre à une usure hâtive, au ralentissement des allures, ou bien encore ils exposent l'animal à buter lorsqu'il ne rachète pas ce défaut par une énergie suffisante.

Quand le membre antérieur rencontre ou dépasse la première ligne d'aplomb, le cheval est *campé du devant*, quand c'est la deuxième qui est dépassée en arrière on le dit *sous lui du devant*.

Si le genou est divisé en deux parties égales par la troisième ligne et que celle-ci se rapproche trop de son pli, le cheval est *brassicourt*; ce défaut de naissance est dû souvent à un avant-bras long; lorsque la fatigue ou l'usure en est la cause il est dit *arqué*.

Si la ligne est trop rapprochée de la face antérieure du genou ce dernier est dit *effacé, creux* ou de *mouton*. Comme le genou peut être inégalement divisé par cette même ligne, s'il est trop en avant, le cheval est *droit, bouté* ou *bouleté*; s'il est trop en arrière, il est *bas-jointé*. Le cheval droit a des réactions très-dures, la bouleture n'est que l'exagération de ce défaut. Le cheval bas-jointé, au contraire, a de la souplesse dans les allures, mais les tendons constamment tiraillés se ruinent de bonne heure.

De face. Les aplombs du membre antérieur vus de face se déterminent au moyen de la ligne abaissée de la pointe de l'épaule à terre, et d'une deuxième partant du milieu de la partie inférieure et antérieure de l'avant-bras au sol.

Le membre est d'aplomb quand la première ligne tombe en avant du milieu de la pince, et que la deuxième partage en deux parties égales le genou et les rayons qui lui sont inférieurs.

Aplombs défectueux. Si le membre est en dedans de la première ligne, le cheval est trop *serré du devant*; s'il est en dehors, il est *trop ouvert*; si avec le premier défaut la pince est tournée en dehors, le cheval est *panard*; si avec le deuxième le sabot est tourné en dedans, le cheval est *cagneux*.

Quand le genou, partagé en deux parties inégales, est trop en dedans de la deuxième ligne, il est dit *rentré* ou *de bœuf*, quand il est en dehors il est *cambré*.

Aplombs du membre postérieur.

On juge des aplombs du membre postérieur, le cheval étant de profil ou vu par derrière.

De profil. Les aplombs des membres postérieurs vu de profil se déterminent au moyen de trois lignes : l première abaissée de la hanche à terre, la deuxièm abaissée de la pointe de la fesse, et la troisième, qu sert en quelque sorte à confirmer la direction de deux premières, est abaissée du point correspondant l'articulation du fémur avec le coxal jusque sur le sol

Le membre est d'aplomb si la première ligne tomb un peu en avant de la pince, si la deuxième ligne long la face postérieure du tendon et si la troisième ren contre le sol au milieu de l'axe du sabot.

Aplombs défectueux. Si le membre rencontre la pre mière ligne, le cheval est *sous lui du derrière;* si l deuxième ligne longe le canon ou sa face antérieure le cheval est *campé du derrière.*

Le cheval a le jarret *coudé* quand, à partir de la pointe de cette région, la deuxième ligne s'écarte plu ou moins du tendon en arrière.

Vus par derrière. Les aplombs du membre posté rieur se déterminent au moyen de la ligne abaissée d la pointe de la fesse ou d'une deuxième ligne mené de la face postérieure du jarret à terre. Le membr est d'aplomb, quand ces deux lignes en partagent le différents rayons en deux parties égales.

Aplombs défectueux. Si la première ligne tombe e dehors, le cheval est *trop serrée du derrière;* si ell tombe en dedans, il est *trop ouvert;* si le défaut est li mité au jarret, le cheval aura les *jarrets crochus* dans l premier cas, dans le deuxième ils seront *trop ouverts.*

Les défauts d'aplomb du paturon du membre posté rieur se déterminent au moyen de la ligne d'aplom abaissée de la pointe de la fesse à terre, et, comm dans le membre antérieur, le cheval peut être long-jointé, bas-jointé et droit-jointé, suivant que le boulet s'éloigne en avant ou en arrière de cette ligne.

ARTICLE V

DES MOUVEMENTS.

Les mouvements ont pour agents les leviers osseux mus par les muscles, qui fonctionnent sous l'influence de la volonté. Le cheval peut se mouvoir sur place ou en déplaçant son corps.

Suivant ces deux circonstances, on a divisé les mouvements en *attitudes*, mouvements sur place, mouvements ne produisant qu'un faible déplacement et *allures*.

ATTITUDES. Ce sont les positions diverses que le cheval prend au repos. Elles comprennent la *station* et le *décubitus*.

La station est l'état pendant lequel le cheval repose sur les quatre membres ou sur trois, un des quatre étant alternativement fléchi.

La station peut être *libre* ou *forcée*, cette dernière est celle imposée par le cavalier ; elle se subdivise en *placer*, *rassembler* et *camper*.

Le placer est l'attitude du cheval posant d'aplomb sur ses membres, la tête et l'encolure *soutenues*.

Dans le rassembler, les quatre membres sont engagés plus ou moins près du centre de gravité, la tête et l'encolure *ramenées*.

Dans le camper (1), l'encolure et la tête sont maintenues *élevées*

(1) Voir l'article APLOMBS.

La station libre est celle du cheval livré à lui-même; elle a rarement lieu sur les quatre membres, le plus souvent l'un d'eux est au repos.

Le décubitus est l'attitude du cheval couché, soit sur le côté, les quatre membres allongés ou fléchis, soit sur les parois inférieures de la poitrine et de l'abdomen, la tête et l'encolure relevées.

Dans le décubitus, il y a relâchement des muscles, notamment lorsqu'il a lieu sur le côté, et ce n'est que dans cette position que le cheval se repose réellement bien.

Mouvements sur place. Ces mouvements s'exécutent sans déplacer le corps à une distance appréciable, ce sont : le *cabrer* et la *ruade*.

Le cabrer consiste en une élévation brusque de l'avant-main et du corps sur l'arrière-main qui s'engage sous l'animal sans quitter le sol; cette attitude est très-pénible pour le cheval et exige une certaine vigueur.

La ruade, à l'opposé du cabrer, est une élévation brusque du corps et de l'arrière-main sur les membres antérieurs avec une détente rapide du bipède postérieur en arrière.

Pour se préparer au cabrer, le cheval redresse la tête et l'encolure; pour la ruade, au contraire, il abaisse ces deux régions.

Mouvements ne produisant qu'un faible déplacement. Le *saut* est une projection du corps en l'air, soit en en avant, soit de côté, résultant d'une élévation brusque de l'avant-main et du corps sur les membres postérieurs qui, ramenés sous l'animal, se fléchissent à la manière d'un ressort et quittent le sol par une détente plus ou moins énergique. Le corps retombe ensuite sur les membres antérieurs.

Si le cheval, après s'être cabré à moitié, s'élance en avant, le saut est appelé *pointe* ; sur place ou en arrière, on l'appelle *saut de mouton*. On lui donne le nom *d'écart* lorsqu'il a lieu latéralement.

Le saut sert à franchir les obstacles, on le retrouve aussi dans plusieurs allures telles que le trot et le galop.

Le *reculer* est une succession de déplacements du corps et des membres en arrière ; ce mouvement, très-pénible pour le cheval, s'exécute d'ordinaire lentement. Cependant, de nos jours, d'habiles écuyers ont pu faire reculer des chevaux très-vite.

Des allures.

On désigne sous ce nom les divers modes de locomotion des animaux quadrupèdes. Elles résultent des déplacements en avant des quatre membres exécutés d'une manière successive, c'est ce qui constitue la *marche* pendant laquelle ces extrémités se *lèvent* et se *posent* alternativement.

On subdivise le lever du membre en *lever* et en *soutien* et le poser en *poser* et *appui*. On appelle *foulée* l'empreinte du pied du cheval sur le sol, et *battue* le bruit que fait entendre le choc du sabot sur les terrains durs.

On a divisé les allures en *naturelles*, *défectueuses* et *artificielles*.

Allures naturelles. Ce sont celles que le cheval exécute sans qu'on les lui ait apprises. Elles comprennent le *pas*, *le trot* et le *galop*.

Du pas. Cette allure, la moins rapide, s'exécute en quatre temps rapprochés deux à deux en diagonales pendant lesquelles le corps ne quitte jamais le sol, c'est-à-dire qu'il est toujours supporté par deux membres. Un exemple nous fera mieux comprendre : quand le pas commence par le membre antérieur droit (pas à droite), voici dans quel ordre les quatre membres se lèveront et se poseront alternativement : 1° Membre antérieur droit, 2° membre postérieur gauche, 3° membre antérieur gauche, 4° membre postérieur droit.

Le cheval, dans cette allure, appuie toujours sur deux pieds, de sorte que quand un membre est en soutien, celui qui doit se lever après commence à exécuter son lever.

Dans le pas l'animal fait entendre quatre battues également espacées. Dans le pas ordinaire la foulée des membres antérieurs est souvent recouverte par celle des membres postérieurs. Quand cette allure est allongée ou ralentie, la première foulée dépasse ou se place en arrière de la deuxième.

Du trot. Le cheval au trot lève et pose les membres deux à deux par paire diagonale, et en deux temps séparés par un intervalle pendant lequel le cheval est en l'air.

Le trot se divise en ordinaire, grand et petit qui se distinguent entre eux par les foulées des membres postérieures, soit qu'elles recouvrent celles des membres antérieurs, soit qu'elles les dépassent ou se placent en arrière. Dans cette allure le cheval ne fait entendre que deux battues.

Du galop. Le galop se divise en galop ordinaire et en galop de course, qui est l'allure la plus rapide ; il s'exécute en trois temps et trois battues séparées par un intervalle pendant lequel le cheval est en l'air. Voici comment s'effectuent le lever et le poser des membres dans cette allure :

Si le cheval galope à droite, le membre antérieur gauche quittera le sol le premier, puis, simultanément le membre antérieur droit et le postérieur gauche se lèveront, et enfin le membre postérieur droit. Après ce lever successif des membres, le corps du cheval ne touche plus le sol et les pieds reviennent ensuite à l'appui dans l'ordre suivant : 1° pied postérieur gauche, 2° simultanément, de manière à ne faire entendre qu'une battue, pied antérieur gauche et postérieur droit, 3° pied antérieur droit.

Le galop de course ne diffère du galop ordinaire que par une succession plus rapide du lever et du poser des membres. Cette allure exige beaucoup de vigueur et de fond quand elle est soutenue

Allures défectueuses. Elles résultent de la manière irrégulière dont les membres se meuvent. Elles sont :

Pour le pas : 1° *L'amble*, allure où les membres se lèvent et se posent par paire latérale ; l'amble rompu en est encore une variété : 2° Le *pas relevé* qui s'exécute en quatre temps très-précipités en diagonale, on l'appelle encore *haut pas ;* cette allure a été très-recherchée autrefois pour les chevaux dits *bidets.*

Pour le trot : *Le traquenard*, dans lequel deux pieds d'un bipède latéral exécutent leur battue l'une après l'autre, celle du membre postérieur précédant celle du membre antérieur. Le pas relevé et le traquenard sont accompagnés généralement d'une sorte de bercement du corps que l'on traduit vulgairement en disant que le cheval *roule*.

POUR LE GALOP : *L'aubin*, mélange de trot et de galop, soit que les membres antérieurs trottent quand les postérieurs galopent et *vice versa*.

Marchent encore d'une manière défectueuse, les chevaux qui *troussent*, quand au trot le genou se lève haut sans que le membre gagne du terrain en avant; les chevaux qui *rasent le tapis*, lorsque les extrémités s'élèvent très-peu au-dessus du sol; ceux qui *se bercent*, ceux qui *billardent*, lorsqu'au trot ils jettent les membres antérieurs en dehors; les chevaux qui *se coupent*, qui *se croisent*, qui *forgent*; ceux qui *fauchent*, quand le membre antérieur décrit un arc de cercle de côté pour se porter en avant, les chevaux qui *harpent*, lorsque les membres postérieurs se lèvent brusquement et par saccades (éparvin sec); les chevaux à *jarrets vacillants*, etc.

ALLURES ARTIFICIELLES. Ce sont celles qu'on apprend au cheval telles que : le *piaffer*, le *pas espagnol*, *le passage*, le *stepper*, etc.

ARTICLE VI

DE L'AGE.

C'est à la sortie et à l'usure des dents qu'on peut connaître l'âge du cheval.

Les dents sont des organes durs, d'une forme particulière, variant suivant leur position. Elles sont enchassées dans des cavités nommées *alvéoles*, et rangées à la suite les unes des autres au bord de chaque mâchoire dont elles suivent le contour, en formant une sorte de ligne courbe (*arcade dentaire*).

Deux substances bien distinctes concourent à les former, l'une blanche, nacrée, très-dure constitue l'enveloppe extérieure de l'organe ou l'*émail* : l'autre jaunâtre, moins dure, renfermée dans la première, constitue l'*ivoire* ou substance osseuse de la dent.

Les dents, au nombre de 40 chez le cheval et de 36 chez la jument, sont divisées en *incisives*, *crochets*, *molaires* ou *mâchelières*. Sous le rapport de leur sortie et de leur durée, on les distingue en *dents de lait*, de *poulain* ou *caduques*, et en dents *d'adulte*, de *cheval*, dites encore de *remplacement* ou *persistantes*.

Des incisives. Comme toutes les dents, chacune des incisives, examinée isolément, présente une partie libre ou *couronne* et une partie fixée dans la mâchoire ou *racine ;* leur émail extérieur, dit d'*encadrement*, se réfléchit à l'extrémité de la partie libre de la dent et pénètre dans leur intérieur pour y former une sorte de cavité ovalaire allongée, nommée *cornet dentaire* extérieur, dans laquelle on remarque un enduit noirâtre qui a reçu le nom de *germe de fève*.

L'ivoire est également creusé par une cavité (cornet dentaire interne ou *radical*) qui s'élève de bas en haut jusqu'à la hauteur du cul de sac du cornet dentaire extérieur qu'elle dépasse un peu en se plaçant en avant. Cette cavité renferme la pulpe de la dent, substance vasculaire et nerveuse qui disparaît peu à peu par l'addition et sous la pression de nouvelles couches d'ivoire. Elles se reconnaissent à une teinte plus claire qui apparaît à la table de la dent sous forme d'une petite tache allongée transversalement et que l'on nomme l'*étoile dentaire*.

Les dents incisives, ainsi nommées parce qu'elles servent à pincer et à inciser les aliments, sont implantées dans le maxillaire inférieur et le petit sus-maxillaire. Elles sont recourbées, suivant leur longueur, et leur forme varie à différents degrés de leur hauteur, c'est-à-dire que leur contour, *ovale* à la partie libre, *s'arrondit* plus bas, qu'il devient ensuite *triangulaire* et enfin *aplati* d'un côté à l'autre. C'est sur ces différentes configurations du contour de la dent qu'est basée, en grande partie, la connaissance de l'âge.

La dent incisive caduque ou de lait diffère de la dent persistante en ce qu'elle est plus petite, plus blanche et que sa couronne est séparée de sa partie enchassée ou racine par un étranglement nommé *collet*.

Les incisives sont au nombre de 12, 6 à chaque màchoire ; les supérieures sont plus longues et plus larges que les inférieures. On les distingue en *pinces*, *mitoyennes* et *coins*.

Les pinces occupent le milieu de l'arcade dentaire, les mitoyennes sont situées de chaque côté des pinces et les coins font suite aux mitoyennes. Les deux rangées des incisives doivent s'appliquer exactement l'une sur l'autre à la manière des mors d'un étau.

Des crochets. Les crochets n'existent que chez le mâle, ils sont au nombre de 4, 2 à chaque mâchoire et séparés des coins et des molaires par des intervalles plus ou moins grands ; leur forme est celle d'un cône légèrement recourbé et leur disposition est telle que les supérieures croisent en arrière la direction des inférieures.

Des molaires. Les dents molaires sont au nombre de 24, 12 à chaque mâchoire dont 6 de chaque côté ; leur forme est quadrangulaire et l'émail forme sur leur table des reliefs en zigzags séparés par des anfractuosités à fond noirâtre. Elles servent à broyer les aliments à la manière d'une meule ; les 3 premières de chaque rang sont caduques.

Signes indiquant l'age du cheval. Par suite de leur frottement réciproque les incisives s'usent et diminuent de hauteur, leur partie libre présente alors les différentes formes indiquées plus haut (arrondie, angulaire et bi-angulaire).

On dit qu'une dent a *usé* quand elle n'est plus *vierge*, c'est-à-dire que ses bords ont éprouvé un commencement de frottement, on dit qu'elle est *rasée* quand la saillie des bords a disparu et que sa surface est devenue plane (table dentaire).

C'est ordinairement au printemps que naissent les poulains et c'est de cette saison que l'on compte les années du cheval.

Les incisives de lait commencent à sortir quelques jours après la naissance et le jeune poulain à tout mis vers le dixième mois; alors les deux rangées d'incisives sont au complet.

De 1 an à 2 ans s'opèrent l'usure et le rasement des dents caduques, de 2 ans 1/2 à 3 ans les pinces de lait sont remplacées par les pinces de cheval; ainsi un poulain de 3 ans porte quatre dents de cheval et 8 de lait. De 3 ans 1/2 à 4 ans ont lieu la chute et le remplacement des mitoyennes de lait. A 5 ans, ces dernières sont tombées et remplacées par les coins adultes.

A partir de 5 ans, la table dentaire devient sucessivement *ovale*, *arrondie*, *triangulaire* et *bi-angulaire* d'un côté à l'autre. La première forme s'observe de 5 à 8 ans, la deuxième de 9 à 12, la troisième de 13 à 16 et la quatrième au delà de cet âge; en sorte qu'on peut dire d'un cheval dont toutes les dents sont ovales qu'il n'a pas plus de 8 ans, de celui dont les dents sont arrondies qu'il n'a pas plus de 12 ans, etc.

A cinq ans, les deux bords des pinces sont usés plus ou moins, ceux des mitoyennes sont au niveau, mais la postérieure n'a pas encore frotté, les coins sont encore frais; c'est surtout à l'aspect de ces derniers qu'on juge de cet âge, époque à laquelle les crochets sont ordinairement sortis.

A six ans, les pinces sont *rasées*, les bords des mitoyennes sont usés; ceux des coins sont au niveau et le postérieur n'a pas encore éprouvé de frottement; ce dernier signe est caractéristique de l'âge de 6 ans, à cet âge les crochets commencent un peu à s'émousser.

A sept ans, les mitoyennes sont *rasées*, les bords des coins ont usé et la couronne de cette dent, à la mâchoire supérieure, présente souvent une sorte de cran à son bord postérieur; ce cran qui a reçu le nom de *queue d'hirondelle* est dû à ce que l'arcade des incisives supérieures est plus grande que celle des incisives inférieures.

A huit ans, toutes les incisives inférieures sont rasées, l'*étoile dentaire* commence à paraître entre le bord antérieur de la dent et l'*émail central*. On nomme ainsi le cercle émailleux qui circonscrit le cornet dentaire, il n'apparaît que lorsque les bords ont usé et il persiste aussi longtemps que le fond du cornet dentaire.

A neuf ans, les pinces sont arrondies, l'étoile dentaire y est plus apparente, elle commence à se montrer sur la table des mitoyennes, l'émail central tend à s'éloigner du bord antérieur de la dent, les *pinces supérieures* sont *rasées*.

A dix ans, pinces et mitoyennes arrondies, *pinces et mitoyennes supérieures rasées*, l'étoile radicale apparaît sur la table des coins inférieurs, le cul-de-sac du cornet dentaire est tout près du bord postérieur, il affecte une forme triangulaire.

A onze ans, les coins sont arrondis, l'émail central a disparu dans les pinces, il touche le bord postérieur et n'est plus que rudimentaire dans les mitoyennes et les coins. Ceux-ci, à la mâchoire supérieure sont rasés.

A *douze ans*, toutes les incisives sont arrondies, l'émail central a entièrement disparu et l'étoile dentaire paraît au milieu de la table.

De treize ans à seize ans, les incisives inférieures deviennent successivement triangulaires.

De seize ans et au delà, elles deviennent aplaties d'un côté à l'autre et s'allongent horizontalement en avant; chez les chevaux de cet âge, les arcades incisives ne s'appliquent plus à la manière des mors d'un étau, mais ils se rencontrent sous un angle beaucoup plus aigu, ce qui leur donne une sorte de ressemblance avec les longues pinces en bois dont on se sert dans la sellerie.

Tels sont les caractères généraux fournis par l'usure et le rasement des dents incisives pour la connaissance de l'âge.

La sortie et l'usure des autres dents fournissent aussi les indications que la portée de ce petit cours ne nous permet pas de détailler.

Il ne faudrait pas croire cependant que ces différentes transformations de la table des dents arrivent à une époque aussi précise que sembleraient l'indiquer les détails qui précèdent; l'usure plus ou moins rapide des dents étant subordonnée, soit à leur dureté différente, soit au mode d'élevage du cheval ou à son genre de nourriture.

D'une manière générale, les chevaux nourris au grain ont les dents plus tôt usées que ceux nourris à l'herbe et aux farineux, ceux qui pâturent dans les terrains sablonneux usent aussi leurs dents très-vite.

A partir de la gencive, les incisives inférieures doivent avoir en moyenne 16 millimètres de hauteur. Dans les circonstances ordinaires, leur usure se calcule par 2 ou 3 millimètres par année et, comme elles sortent à peu près de la même longueur pendant ce même laps de temps, elles ont toujours aussi la même dimension, excepté chez les vieux chevaux où l'usure se fait plus obliquement; aussi à cette époque de la vie leurs dents sont-elles très-allongées.

Si, par les causes que nous venons d'indiquer, les dents incisives adultes viennent à avoir trop de longueur, le cheval pourra paraître plus jeune qu'il ne l'est réellement, si surtout on ne tient compte que de l'état de la table dentaire. Dans ce cas, pour arrriver aussi près que possible à la connaissance de l'âge, il faudra retrancher par la pensée l'excès de hauteur de la dent et se reporter à la forme qu'elle aurait après cette diminution qui a dû la ramener à sa hauteur normale (16 millimètres environ).

D'après ce principe, si sur un cheval marquant 8 ans, les dents ont une longueur de 22 millimètres, on devra le vieillir de 2 ans en calculant sur une usure de 3 millimètres par année, diminution qui aurait eu lieu en effet si la dent avait usé régulièrement.

Si, au contraire, les dents sont trop courtes on opérera en sens inverse en ajoutant autant de millimètres qu'il en manquera pour arriver au chiffre 16.

Ex. Soit un cheval marquant 10 ans et n'ayant ses incisives qu'à 13 millimètres au-dessus de la gencive on devra, dans ce cas, le rajeunir de 1 an en ajoutant aux dents 3 millimètres et en se reportant ensuite à la forme qu'elles auraient après cette addition.

On appelle cheval *bégu*, celui chez lequel le cornet dentaire persiste dans les incisives inférieures après 8 ans et *faux bégu*, celui chez lequel l'émail central persiste après 12 ans.

On dit qu'un cheval est *mal bouché, mal denté*, lorsque ses dents sont mal conformées, mal sorties ou irrégulièrement usées ; dans ces conditions il est souvent difficile d'apprécier à peu près l'âge du cheval.

RUSES EMPLOYÉES POUR VIEILLIR OU RAJEUNIR LES CHEVAUX.

Les éleveurs et les marchands ont souvent intérêt à faire paraître un jeune cheval plus âgé qu'il ne l'est réellement, c'est au moyen de l'arrachement de certaines dents de lait qu'ils cherchent à arriver à ce résultat.

A 3 ans, les mitoyennes de lait sont arrachées pour hâter la sortie des remplaçantes de même nom; aussitôt l'éruption de ces dernières achevé, les coins de lait sont enlevés et l'animal, ayant à peine 4 ans, est présenté comme allant atteindre sa cinquième année. Dans ces conditions les gencives sont souvent tuméfiées, excoriées, douloureuses et le coin de remplacement qui devrait apparaître est encore au fond de l'alvéole.

L'état d'usure peu avancée des pinces et mitoyennes de remplacement est également un indice que le cheval est encore éloigné de sa cinquième année. Enfin, les dents hâtivement sorties ne se présentent plus rangées suivant une courbe parfaitement régulière, (arcade dentaire).

On cherche à rajeunir les chevaux au moyen de coupes transversales pratiquées sur les dents dont le trop de longueur est un indice de vieillesse.

La cavité dentaire disparue est également imitée au moyen de petites fossettes pratiquées avec le burin dans l'ivoire de la table des dents, et souvent l'application d'une pointe de feu en noircit les bords de manière à simuler le germe de fève; mais il est impossible d'imiter le cercle de l'émail central et son absence seule est un indice de la supercherie. La forme de la dent ainsi travaillée n'est plus du tout la même que celle produite par l'usure régulière.

Cette fraude ne peut donc en imposer, car, avec le cornet dentaire, la table est toujours ovalaire. En outre, les dents coupées ne sont plus en rapport exact avec celles des mâchoires supérieures qui ne l'ont pas été.

ARTICLE VII

DES ROBES.

On appelle *robes* les différentes couleurs et nuances que présentent les poils et les crins sur un même animal.

On a groupé les robes en *cinq* divisions principales :

La *première* comprend celle dont les poils n'ont qu'une seule couleur, ce sont : le *noir*, l'*alezan* et le *café au lait*.

La *deuxième* se compose des robes dont les poils du corps sont d'une seule couleur et ceux des membres et crins noirs. Ex. le *bai*, l'*isabelle* et le *souris*.

La *troisième* comprend les robes mélangées de poils de deux couleurs. Ex. le *gris*, l'*aubère* et le *louvet*.

La *quatrième* est composée de poils de trois couleurs dont une prédomine aux extrémités, c'est le *rouan*.

La *cinquième* division comprend les robes composées de deux couleurs disposées par plaques dont l'une est toujours blanche, ce qui fait ressembler la robe du cheval au plumage de la pie, d'où le nom de *robe pie*.

1re Division.

Le noir présente trois nuances : le *noir franc* dont le ton est mat, le *noir jais* ou *jayet* dont le reflet est luisant, et le noir mal teint dont la nuance tire sur le fauve ou le roux.

L'alezan est constitué par des poils d'une teinte jaunâtre répandus sur le corps et aux extrémités. Il offre quatre nuances : *alezan proprement dit*, *alezan brûlé* ayant une teinte analogue à celle du café torréfié, *alezan foncé*, *alezan cuivré* ayant des reflets analogues à ceux du cuivre, *alezan doré* à reflets vifs et l'*alezan clair* moins foncé que les premiers. Quand avec cette dernière robe les crins de la crinière, de la queue et des extrémités sont d'une teinte plus pâle, on appelle cet alezan *poil de vache*.

La robe café au lait n'a pas de subdivisions, néanmoins, elle peut être plus ou moins foncée.

2me Division.

Le bai n'est qu'un alezan avec les extrémités et les crins noirs, on en reconnaît six nuances qui sont : Le *bai brun* caractérisé par une teinte foncée et des reflets fauves qui se remarquent principalement au bout du nez et aux flancs.

Le *bai châtain* et le *bai marron* qui ont une teinte

analogue à celle de la châtaigne et du marron.

Le *bai cerise* à reflets rouges et le *bai clair* dont la teinte est beaucoup moins foncée.

L'*isabelle* est au café au lait ce que le bai est à l'alezan; il existe des isabelles ordinaires, clairs et foncés.

La *robe souris* est formée par des poils dont la nuance rappelle le pelage de ce petit animal.

3me Division.

Le gris est composé de poils blancs et noirs disséminés sur tout le corps et aux extrémités, quelquefois il s'y mêle des poils alezans. On en compte plusieurs espèces : 1° le *gris foncé* où le poil noir domine, 2° le *gris ardoisé* ayant un reflet bleuâtre, 3° le *gris de fer* dont la nuance est très-foncée, 4° le *gris tourdille* parsemé de taches plus foncées que le fond de la robe qui est ordinairement d'une nuance un peu jaunâtre, 5° le *gris étourneau* dont les petites taches, à l'opposé des précédentes, sont blanches, 6° le *gris argenté* à reflets brillants, 7° le *gris sale* tirant un peu sur le roux, 8° le *gris clair* où les poils blancs dominent.

Quand les poils alezans sont assez abondants pour donner à la robe des reflets rougeâtres, le gris est dit *rouané* ou *vineux*.

La robe grise présente cette particularité qu'avec l'âge les poils blancs prédominent sur les noirs qui finissent souvent par disparaître; c'est cette disposition qui constitue la *robe blanche* ; cette dernière peut être *mat* ou avoir des reflets *argentés* ou *porcelaine*.

L'aubère est constitué par un mélange de poils blancs

et alezans avec les crins pareils ou de l'une des deux couleurs. Il existe des aubères dits *fleur-de-pêcher*, quand les poils rougeâtres sont disséminés par bouquets ou plaques sur le fond de la robe, des aubères *mille-fleurs*, quand ces plaques sont formées par des poils blancs, il y a en outre l'aubère clair et foncé.

4me Division.

Le rouan se subdivise en *foncé*, *ordinaire*, *clair* ou *vineux*, suivant la prédominance des poils blancs, rouges ou noirs.

5me Division.

La robe pie, suivant la couleur de ses larges plaques et celle de ses extrémités, peut être encore dite *pie alezan* ou *pie bai*.

Particularités des robes.

On désigne ainsi certains signes ou reflets particuliers, à l'aide desquels on peut établir une différence entre les robes qui ont à peu près le même fond.

Nous allons les examiner successivement à la tête, sur le corps et sur les membres :

A la tête, elles sont nommées :

Cap de more, lorsque la tête est plus noire que le fond de la robe, cette particularité se remarque surtout chez les gris ardoisés.

Nez de renard, quand il existe des marques de feu autour des naseaux et des lèvres.

Marqué en tête, *pelote en tête*, si l'on voit une tache blanche sur le front. Cette marque peut affecter des formes plus ou moins régulières (arrondies, en croissant, triangulaires, etc.). Si elle est peu accusée, on l'exprime par ces mots : *légèrement en tête, quelques poils* en tête ; si elle descend sur le chanfrein et s'élargit sur la face, on la nomme *lisse* ou *liste* qui peut être *prolongée*, *élargie*, *interrompue*, *rétrécie* ou *bordée*.

La pelote ou la lisse est dite *bordée* lorsque sa fusion avec le poil du fond de la robe est indiquée par une bordure formée du mélange des deux poils. Quand la liste est très-large, on dit que le cheval est *belle face*, et *buvant dans son blanc* lorsque le bout du nez et les lèvres sont *ladres*, c'est-à-dire décolorés et dénués de poils. Dans ce cas le ladre se remarque aussi très-souvent au pourtour des yeux, à l'anus et aux organes sexuels.

Les *moustaches* sont des touffes de poils longs que l'on rencontre à la lèvre supérieure, elles sont rares.

Sur le corps les particularités sont dites :

Rubican, mélange de poils blancs disséminés et comme surajoutés sur la surface des robes foncées. On dit qu'un cheval est fortement ou légèrement rubican sur telle ou telle région.

Zain, robe plus ou moins foncée n'offrant aucun poil blanc; les taches accidentelles causées par le harnachement n'empêchent pas le cheval d'être zain.

Miroité, quand, sur une robe foncée, le bai généralement, il existe des reflets brillants qui affectent une forme arrondie.

Pommelé, si sur une robe de deux poils, le gris habituellement, il se présente des sortes de cercles plus foncés que le fond de la robe.

Moucheté, constitué par de petits bouquets de poils noirs disséminés sur un fond clair; le gris peut être plus ou moins moucheté.

Truité, indiqué par la présence de petits bouquets de poils alezans répandus sur un fond plus clair; on dit gris truité et moucheté lorsque ces deux particularités se rencontrent sur le même cheval.

Neigé, large moucheture blanche ressemblant à des flocons de neige; on les remarque habituellement sur les robes foncées.

Tisonné ou charbonné, marque noirâtre irrégulière qui s'observe sur les diverses parties du corps, sur les robes alezanes le plus souvent.

Lavé, région du corps moins foncée que le fond de la robe; cette particularité se remarque généralement aux flancs, aux fesses ou aux extrémités.

Marqué de feu, s'il existe des poils d'une nuance rougeâtre plus ou moins vive aux naseaux, au pourtour des yeux, aux flancs, etc.

Argenté, lorsque le gris clair ou la robe blanche ont un reflet brillant.

Doré, si, comme dans les nuances précédentes, le bai et l'alezan présentent un reflet plus ou moins éclatant.

Raie de mulet, bande noire s'étendant depuis le garrot jusqu'à la queue, elle peut être plus ou moins complète.

Epis, changement de direction de poils qui se fait remarquer en certains points comme au front, aux ars, aux flancs, quelquefois à l'encolure et aux avant-bras (face externe).

Les crins sont dits *mélangés* à la crinière, au toupet, à la queue, lorsqu'il y en a de plusieurs couleurs.

Aux membres, les particularités s'appellent :

Balzanes, taches blanches qui entourent plus ou moins haut et plus ou moins complétement les extrémités. Elles sont dites antérieures, postérieures, droite ou gauche, latérales ou diagonales. Suivant leurs différents degrés de hauteur, on les distingue en chaussées et haut-chaussées : *chaussées* si elles n'arrivent point à la hauteur du genou ou du jarret, *haut-chaussées* si elles atteignent ou dépassent ces articulations. Elles sont dites *petites* lorsqu'elles ne s'élèvent pas jusqu'au boulet.

On désigne sous le nom de *principe de balzane, trace de balzane*, ces marques à l'état rudimentaire; dans le premier cas elles forment une zone blanchâtre autour de la couronne, dans le second ce ne sont que de simples taches. Enfin, les balzanes peuvent encore être *irrégulières, bordées, dentelées, herminées, mouchetées* ou *mélangées*.

Les extrémités sont *grisonnées*, lorsque des poils blancs leur donnent cette teinte.

Zébrures, ce sont des sortes de cercles ou de raies d'une teinte noirâtre qui se remarquent sur les robes peu foncées, comme l'isabelle, le souris, et, plus rarement, sur le bai et l'alezan très-clair. C'est au niveau des articulations du genou et du jarret qu'elles s'observent le plus souvent.

La couleur du poil peut varier selon la saison pendant laquelle on signale le cheval; ainsi celui qui sera noir en été pourra devenir noir mal teint lorsqu'il aura pris son poil d'hiver. En général, le poil plus long rend les robes foncées plus claires.

Les robes à reflets brillants ou miroitées au soleil peuvent perdre momentanément cet éclat à l'ombre.

ARTICLE VIII

DES APTITUDES.

Le cheval de troupe, suivant sa conformation et ses moyens, peut être utilisé à la *selle* ou au *trait*.

Le cheval de selle doit être sobre, robuste avant tout et joindre à un bon moral de la solidité, de la souplesse et de la légèreté dans les allures ; ce sont là ses qualités essentielles. Elles peuvent se rencontrer aussi bien chez les chevaux ayant *du gros* que chez ceux d'une conformation plus légère.

Les chevaux de selle sont classés par armes, suivant leur taille et l'ampleur de leurs formes : en chevaux de *réserve*, de *ligne* et de *cavalerie légère*.

Dans la réserve sont compris les chevaux de carabiniers, de cuirassiers et de gendarmes, dans la ligne les chevaux de dragons et de lanciers, dans la cavalerie légère ceux des chasseurs, des hussards, etc.

On doit établir quelques nuances dans les chevaux de chaque arme : le cheval de carabinier doit avoir plus de taille et plus de distinction que celui de cuirassier, le cheval de gendarme peut avoir moins d'allures que les deux précédentes, le cheval de dragons aura plus de volume que celui de lancier dont les formes se rapprocheront davantage de ceux des armes légères.

Pour les chevaux de chasseurs, de hussards, etc., il n'y a pas de nuance tranchée, mais en raison de leur service, ils doivent être légers et très-maniables.

Il y a, en outre, dans ces différentes catégories, le cheval de *tête* ou d'*officier* qui devra réunir, autant

5.

que possible, la distinction à toutes les qualités d'un bon cheval de selle.

Le cheval de trait doit avoir une conformation plus *ramassée* que celui de selle, ses masses musculaires seront plus fournies, notamment aux épaules, pour l'appui plus facile du collier. Quand, à ces qualités, il réunit la légèreté et assez de vitesse dans les allures, il est plus spécialement apte à l'arme de l'artillerie.

Le cheval destiné au train peut avoir plus de taille que le précédent; mais il est plus lourd.

D'après l'instruction ministérielle concernant les règles à suivre pour l'achat des chevaux nécessaires au service de l'armée, ces derniers devront avoir une taille mesurée sous potence ainsi qu'il suit:

Cavalerie de réserve.......	de 1m,54 à 1m,60
— de ligne.........	de 1m,51 à 1m,54
Les lanciers à 1m,50 exceptionnellement (au minimum).	
Cavalerie légère...........	de 1m,48 à 1m,51
Gendarmerie.............	de 1m,52 (au minimum)
Artillerie selle et le train...	de 1m,52 à 1m,54

Il n'est acheté pour la remonte de l'armée, en France, que des chevaux hongres entièrement guéris de la castration et des juments, à l'exception de celles qui seraient reconnues pleines ou qu'il y aurait lieu de conserver pour la reproduction.

ARTICLE IX

DES PROVENANCES DU CHEVAL DE TROUPE.

C'est par l'intermédiaire des dépôts de remonte que les chevaux de l'armée sont achetés et dirigés sur les corps. Ce recrutement se fait en France et en Algérie et, en temps de guerre, il est établi des dépôts éventuels ou des commissions qui achètent des chevaux de toutes mains et de toutes provenances.

Les dépôts, placés au centre des localités où l'on élève les chevaux, opèrent tous dans un certain nombre de départements dont la plupart ont été groupés, tout récemment (1), en trois grandes circonscriptions formées par les trois principales contrées de production chevaline, savoir : la Normandie, l'Ouest et le Midi.

Les dépôts non compris dans ces trois grandes divisions et qui sont repartis sur d'autres points du territoire ont été maintenus.

(1) Décision ministérielle du 6 février 1862.

TABLEAU

INDIQUANT LES DÉPARTEMENTS OU SE FONT LES ACHATS.

1re CIRCONSCRIPTION.

CAEN (Dépôt central)....	Calvados.
SAINT-LÔ.....	Manche.
ALENÇON.......	Orne. Sarthe. Eure-et-Loir.
Le BEC-HELLOUIN......	Seine-Infér. Oise. Seine-et-Oise. Somme, Eure.
ANGERS.......	Maine-et-Loire. Indre-et-Loire. Loir-et-Cher. Mayenne.

2e CIRCONSCRIPTION.

FONTENAY-LE-COMTE. (Dépôt central.)	Vendée. Loire-Infér.
ST-JEAN D'ANGÉLY.......	Charente. Charente-Inférieure.
SAINT-MAIXENT.	Vienne. Deux-Sèvres.
GUINGAMP.....	Côtes-du-Nord. Ille-et-Vilaine. Morbihan.
MORLAIX......	Finistère.

3e CIRCONSCRIPTION.

Dépôt	Départements	Dépôt	Départements
TARBES, y compris LE VISENS (Dépôt central)....	Hautes-Pyrén. Basses-Pyrén. Pyrén.-Orient. Arriège. Landes. Hte Garonne.	AGEN.........	Lot-et-Garonne. Tarn-et-Garonne. Lot. Tarn.
AUCH.........	Gers. Hte-Garonne. Aude, Hérault.	MÉRIGNAC.....	Gironde. Dordogne.

Dépôts non compris dans les trois grandes circonscriptions.

VILLERS.......	Ardennes, Marne, Aisne, Seine-et-Marne, Nord, Pas-de-Calais.
SAMPIGNY......	Meuse, Moselle, Meurthe, Vosges, Haut-Rhin, Bas-Rhin.
FAUVERNEY	Meuse, Saône, Doubs, Côte-d'Or, Haute-Marne, Aube.
GUÉRET	Indre, Creuse, Haute-Vienne, Cher.
AURILLAC......	Corrèze, Puy-de-Dôme, Cantal, Aveyron.
MACON	Rhône, Loire, Nièvre, Ain, Allier, Saône-et-Loire, Isère.
SAINT-MAURICE.	Landes, Hautes-Pyrénées.

On doit peu s'arrêter sur les caractères généraux que présentent les chevaux achetés par nos dépôts de remonte, car tous les types aujourd'hui inclinent vers une conformation si uniforme, qu'il devient de plus en plus difficile de leur assigner des caractères tranchés. En effet, dans plusieurs de nos anciennes races régionales, le type tend à s'effacer et on ne le retrouve que difficilement en raison de l'emploi, presque général, d'étalons de race anglaise ou arabe et des progrès de l'agriculture. Néanmoins, nous allons essayer de donner un aperçu rapide des caractères à l'aide desquels on peut encore reconnaître, jusqu'à un certain point, les chevaux achetés par la plupart de nos dépôts

§ Ier. — DES CHEVAUX FRANÇAIS.

Dépot de Caen (race normande). — Les chevaux de Caen ont la tête forte, légèrement busquée en bas du chanfrein, l'encolure plutôt courte que longue, fournie, droite ou un peu rouée, le corps assez étoffé, ramassé et près de terre, les membres gros avec des éminences osseuses tellement prononcées qu'on les prend quelquefois pour des exostoses. La robe baie domine dans ces chevaux qui attendus font un bon service.

Dépot de Saint-Lô (race cotentine). — Les chevaux de cette provenance se font remarquer par le développement du corps et la brièveté des membres, *ils sont près de terre*. Leur tête est généralement busquée, les oreilles sont droites, l'encolure sortie, l'épaule oblique, la croupe longue, inclinée, arrondie, les membres un peu minces sous les genoux et les jarrets; ces derniers sont souvent *étranglés*. Ces chevaux ont de bonnes allures et font un bon service.

DÉPOT D'ALENÇON (chevaux du Merlerault, etc). — De tous les chevaux de selle achetés en Normandie, ceux fournis par ce dépôt ont le plus de distinction et offrent des caractères qui se rapprochent beaucoup de ceux des chevaux de sang (1). Leurs formes sont élancées, sèches, anguleuses et le corps, bien conformé d'ailleurs, est souvent trop enlevé sur des membres minces, mais nerveux; beaucoup d'entre eux sont classés chevaux de tête. On peut leur reprocher une disposition au resserrement du pied et un peu trop d'irritabilité. Ces caractères se rapportent surtout aux chevaux du Merlerault, mais il en est d'autres qui ont beaucoup moins de distinction.

DÉPOT DU BEC-HELLOUIN (races cauchoise et picarde). — Les chevaux de ce dépôt sont surtout utilisés par l'artillerie; en voici les caractères les plus saillants: tête assez légère, encolure courte et droite, corps assez étoffé, rein mal attaché, croupe large et haute au niveau des hanches, avalée et se rétrécissant en arrière, membres peu fournis et des jarrets crochus. Malgré ces défauts de conformation, ces chevaux ont d'assez bonnes allures.

DÉPOT D'ANGERS (race de l'Anjou). — Les chevaux de cette provenance ont de l'étoffe, de la taille et sont près de terre, leur encolure est sortie, la croupe arrondie, les membres musclés, mais un peu grêles au-dessous du genou, et les jarrets souvent droits. Ils sont

(1) On appelle cheval de *sang* celui chez lequel les qualités de vigueur et de belle conformation sont acquises et fixées depuis longtemps. Ce mot est l'équivalent de noble origine. On dit qu'un cheval a du sang quand, dans sa conformation ou dans son moral, on retrouve des qualités se rapprochant des chevaux dits de *pur sang*, anglais ou arabe.

rustiques, francs, doux, et ont de bonnes allures.

Les chevaux achetés dans le département de Loir-et Cher ont des caractères du cheval percheron.

Dépot de Fontenay (race vendéenne). — Ces chevaux, quand ils sont améliorés, ont assez de distinction, mais ils s'acclimatent difficilement et sont un peu sauvages. Leur conformation est un peu plate et élancée, mais les membres sont bons, quoique souvent avec des jarrets droits.

Dépot de Saint-Jean d'Angély (chevaux de la Saintonge). — Beaucoup de chevaux fournis par ce dépôt sont améliorés par le sang anglais; ils ont de la taille, une forte charpente et un assez bon tempérament; certains d'entre eux appartiennent à l'ancienne race et sont plus communs et plus trapus.

Dépot de Saint-Maixent (race poitevine). — Ces chevaux ont du gros et de la taille. Ceux qui proviennent de croisements anglais, ont une certaine distinction et des formes bien accusées; mais un de leurs défauts saillants est d'avoir le pied évasé et plat.

Dépot de Guingamp (race bretonne). — Quand les chevaux de ce dépôt ont peu de taille, ils sont énergiques et robustes ; ils ont des formes sèches, saillantes, le corps développé, la tête large et souvent camuse, l'encolure courte, les épaules droites, la croupe avalée, les genoux et les jarrets larges. Quand ils ont plus de taille, ils sont généralement décousus et moins robustes.

Dépot de Morlaix. — L'artillerie utilise en grande partie les chevaux de cette provenance et, comme chez les précédents, la taille leur fait perdre de leur bonté. Ils ont la tête carrée, l'encolure courte, l'épaule droite et charnue, le garrot peu sorti, le poitrail large, la croupe double et avalée, les membres musclés, mais faibles aux tendons, le pied évasé.

Dépot de Tarbes, d'Auch, etc. (races du Midi [Bigorre, Navarre, Landes, etc.]).— Ces dépôts remontent surtout la cavalerie légère, et les chevaux de ces diverses localités proviennent généralement de croisements arabes ou anglais. Les premiers se font remarquer par une conformation plus ramassée, des membres plus larges et plus d'uniformité dans l'ensemble qui se rapproche du type arabe. Les seconds sont plus enlevés, plus irritables et pèchent surtout par les membres qui sont beaucoup trop grêles, trop long-jointés avec des pieds prédisposés à l'encastelure. Néanmoins, les uns et les autres sont élégants, robustes et d'un assez bon service.

Dépot de Mérignac (chevaux de la Gironde et de la Dordogne). — Les chevaux achetés par ce dépôt ont assez de taille, de sang et d'énergie, mais ils pèchent par défaut d'ampleur, leurs membres sont, en outre, grêles et secs; ils appartiennent en partie à une sous-race d'origine récente.

Dépot de Villers (race ardennaise, boulonaise, etc.) — Chez beaucoup de chevaux de cette provenance on retrouve quelques caractères de l'ancienne race ardennaise : une tête sèche, courte, camuse, éveillée, les oreilles bien plantées, l'encolure courte et droite, le corps assez développé, le ventre tombant, la croupe courte, plate et avalée, les membres forts, secs, mais avec des jarrets souvent crochus. Les chevaux destinés au trait, ceux surtout achetés dans le Pas-de-Calais, ont plus de gros et de ramassé dans les formes et sont très-robustes.

Dépots de Sampigny et de Fauverney (races lorraine, alsacienne et comtoise). — Les chevaux lorrains sont loin d'être bien conformés, ils ont la taille petite et le tempérament rustique. Leur tête est un peu forte, le garrot assez sorti, la poitrine étroite, le ventre volumineux, la croupe avalée, les membres grêles et les jarrets clos. Cependant quelques-uns ont une conformation plus avantageuse.

Les chevaux alsaciens ont assez d'ensemble et de force, surtout dans l'avant-main. Leur tête est un peu longue, leur corps assez développé, mais ils pèchent par les membres qui sont minces avec des jarrets étroits.

Le cheval comtois a la tête longue, étroite, mal portée, l'encolure grêle et courte, le garrot bas, le rein long, la croupe courte, avalée, le ventre tombant et les membres grêles. Il est généralement mou.

Dépot de Guéret (races du Limousin, de la Creuse et du Berry). — Les chevaux de cette provenance semblent appartenir à deux types assez distincts : les uns, se rapprochant de l'ancienne race limousine, ont de la finesse, de l'élégance, mais leur conformation ne paraît pas suffisamment charpentée pour le service de l'armée ; les autres, au contraire, ont moins d'élégance, des formes plus anguleuses, une tête plus forte et souvent mal attachée, les oreilles plantées bas, l'encolure plus courte, l'épaule plus droite, les membres nerveux et le tempérament plus robuste.

Dépot d'Aurillac (race auvergnate). — Le cheval auvergnat, qui paraît être un dérivé de la race limousine, se distingue par une tête carrée un peu forte, des oreilles courtes, l'œil vif, l'encolure souvent renversée, le garrot sorti, le poitrail un peu étroit, la croupe anguleuse, tranchante, les membres nerveux, les jarrets crochus et clos. Il est, en outre, d'un tempérament robuste et énergique.

Le cheval acheté dans la Corrèze a la tête plus légère, les membres plus grêles et un peu long-jointés.

§ 2. — DU CHEVAL ALGÉRIEN.

Dépots de l'Algérie : Blidah, Constantine, Oran (race barbe). — Les chevaux de ces provenances n'ont pas une conformation uniforme et, dans chaque province, on remarque des nuances assez tranchées parmi les nombreuses sous-races qu'on y élève. Tous, néanmoins, présentent les caractères qui distinguent la race barbe. Ces variétés résultent en grande partie de l'influence des localités, des croisements plus ou moins bien entendus et des soins que l'on donne aux animaux. Les chevaux des vallées et des plaines abondantes en pâturages sont plus développés que ceux nés dans les régions élevées. Ces derniers manquent de taille et d'ampleur; ils ont les jarrets crochus, mais des membres forts; leur énergie est surtout très-remarquable. Les chevaux du Sud ont de la finesse et sont bien proportionnés, mais leur ensemble est plus anguleux. Les uns et les autres sont très-adroits et d'une sûreté de membres remarquable aux allures vives; mais ils s'abandonnent souvent au pas. Nous allons décrire comme type de tous ces chevaux, celui des environs d'Alger ou de l'ancienne province de Titteri.

Ce cheval est de petite taille (1 mètre 45 centimètres en moyenne), il a la tête un peu forte mais bien portée et intelligente, sèche et forte en ganache, le front large, le chanfrein parfois un peu busqué, l'œil bien ouvert, doux, expressif, les oreilles plutôt grandes que petites, l'encolure droite ou rouée, plutôt courte que longue; elle est ordinairement pourvue de crins abondants et plus ou moins fins. Le garrot est bien sorti, le dos un peu voûté, le rein court, la croupe longue, plate ou arrondie, mais toujours un peu inclinée, avec la queue attachée bas et fournie. Le corps est ordinairement bien cylindré et la poitrine profonde; les membres sont secs, les articulations larges, les tendons forts, bien évidés et se détachant en arrière du boulet. Enfin, le sabot est *large* quoi qu'on en ait dit. Leur ensemble est près de terre, leur tempérament énergique et robuste, ils sont très-dociles, sobres et d'un excellent service.

Le cheval de la province de Constantine a plus de taille et sa conformation est plus élancée.

Dans la province d'Oran les chevaux des vallées du Chélif, de la Mina et de la Tafna, ont plus de gros dans les formes.

Tous les chevaux dont nous venons de parler, sont loin de présenter à un même degré les caractères de force et les indices de vigueur que nous avons de signalés; chez les uns les articulations sont moins larges, notamment les jarrets, chez les autres les membres sont prématurément tarés, enfin beaucoup, pour ne pas dire la plupart, portent des traces *du feu* sur toutes les régions supposées faibles ou maladives par les Arabes.

ARTICLE X

DES SIGNALEMENTS.

On appelle *signalement* l'indication détaillée de tous les caractères extérieurs qui peuvent faire reconnaître un cheval d'un autre. Il est généralement établi dans les corps d'après le modèle ci-après :

N° MATRICULE.	NOM.	SEXE.	AGE.	TAILLE.	SIGNALEMENT.	ARME.	PRIX.	PROVENANCE.	OBSERVATIONS.
2141	CENTAURE.	C	4 ans	1m,53	Alezan doré, légèrement rubican, en tête déviant à droite, prolongé par une petite lisse terminée par du ladre entre les naseaux et aux lèvres, petite balzane antérieure droite, trace à gauche.	Légère.	850f	Acheté à Tarbes, le 30 octobre 1861. N° 455.	Cheval élégant, bonnes allures.

TROISIÈME PARTIE

DE L'HYGIÈNE.

L'hygiène du cheval est l'ensemble des moyens ropres à le conserver en santé. C'est en suivant rigoureusement ces règles, qu'on parvient bien souvent le soustraire à l'action permanente des nombreuses auses de maladie au milieu desquelles il vit.

Cette partie de l'hippologie doit faire connaître : . L'influence qu'exerce l'air atmosphérique sur l'organisme du cheval ; 2. la nature, la disposition des curies et les règles à y observer pendant le séjour es chevaux ; 3. le genre de nourriture du cheval de roupe, la qualité et le mode de distribution des denées alimentaires, des boissons et leurs altérations ; . les soins de propreté ; 5. la mesure du travail ; . les modifications que l'hygiène peut subir en route u en campagne ; 7. les soins particuliers à donner ux jeunes chevaux à leur arrivée au corps ; 8. l'influence des bons traitements.

De l'air atmosphérique (1).

Ce fluide indispensable à la vie, forme autour de la erre une couche gazeuse dont l'épaisseur a été éva-

(1) L'air, composé de vingt et une parties d'oxygène et oixante-dix-neuf d'azote, contient, en outre, quelques centièmes d'acide carbonique et de vapeur d'eau ; la quantité le ces derniers corps est variable.

luée à 80 kilomètres environ. Il est transparent, pesant, élastique, et agit sur les animaux par sa pression, son état de sécheresse ou d'humidité, sa lumière, son électricité, son état d'agitation, par les changements qui peuvent survenir dans sa composition et, enfin, par sa température variable.

Pression atmosphérique ou pesanteur. — L'air exerce sur la surface du corps des animaux, une pression qui maintient en équilibre et dans leurs limites, les solides, les liquides et les gaz dont leur organisation se compose. On a donné à cette pression le nom de pesanteur ; elle se mesure à l'aide du *baromètre* (1) et varie suivant la hauteur des localités.

Air sec et air humide. — L'air sec, très-condensé, a une action stimulante ; l'air humide, au contraire, plus raréfié, produit sur les différentes fonctions un effet débilitant qui se traduit par des sueurs faciles ou de la mollesse.

Lumière. — Elle réveille l'énergie des organes par son action vivifiante ; son influence sur les chevaux qui vivent au grand jour se manifeste par de la gaieté et une plus grande vigueur ; ceux qui habitent, au con-

(1) Le baromètre est un tube contenant une colonne de mercure de 76 centimètres de hauteur environ, qui fait équilibre à la pression que l'air exerce sur ce liquide maintenu dans une cuvette, et communiquant avec lui ; lorsqu'une circonstance vient à augmenter ou à diminuer cette pression, la colonne de mercure éprouve une élévation ou un abaissement proportionnel, une portion du mercure passe de la cuvette dans le tube ou reflue du tube dans la cuvette. Dans le premier cas, l'air est sec et pesant ; dans le deuxième, il est chargé d'humidité, raréfié et moins lourd. Le premier est un indice de beau temps, le deuxième annonce la pluie.

traire, des écuries sombres perdent de leur force et deviennent lymphatiques.

Électricité. — Ce fluide, quand il est en excès, détermine chez les animaux une surexcitation nerveuse toujours suivie d'un état de malaise ou d'abattement. A l'approche de l'orage on les voit se tourmenter et manifester une vive inquiétude.

Vents. — L'air peut être calme ou agité, ce dernier état constitue les vents. Ils ont été désignés, suivant le côté de l'horizon d'où ils soufflent, en vents du *nord*, de l'*est*, du *sud* et de l'*ouest*.

En France, les deux premiers sont secs et froids, les seconds généralement chauds ou pluvieux. Les vents agissent d'une manière utile en renouvelant incessamment les couches d'air et en les empêchant de se vicier par un séjour prolongé dans les mêmes localités. Lorsqu'ils passent sur des contrées marécageuses ou infectées par quelques maladies contagieuses, ils peuvent se charger de principes nuisibles et les disséminer au loin sur leur passage. Ils peuvent encore être altérés par des gaz impropres à la respiration, par des nuages de poussière ou de sable très-fin soulevés par les ouragans ou le vent du désert en Algérie.

Température (1). — La quantité appéciable de chaleur contenue dans l'air, constitue sa température. Elle peut être élevée ou basse, c'est-à-dire chaude ou froide et, dans ces conditions, sèche ou humide. Ces différents états, qui impressionnent plus ou moins vivement les

(1) La température de l'air se mesure à l'aide d'un instrument nommé *thermomètre;* il est formé d'un tube contenant de l'esprit-de-vin que la chaleur dilate et fait monter, ou que le froid condense et fait descendre. Il est ordinairement divisé par degrés.

animaux, peuvent varier suivant les climats et les saisons.

Climats.

On appelle *climats* l'état habituel de la température dans une certaine région du globe.

On les divise en climats froid, tempéré et chaud.

Le *climat froid* est celui des pays qui se rapprochent des pôles, le *climat chaud* est celui des contrées qui avoisinent l'équateur, et le *climat tempéré* est celui des localités intermédiaires (1). La France appartient à ce dernier climat, aussi les saisons y sont-elles bien distinctes.

Saisons.

Les *saisons* sont les divisions de l'année établies d'après la position de la terre par rapport au soleil.

Elles sont au nombre de quatre et distinguées en *printemps*, *été*, *automne* et *hiver*.

Dans les climats tempérés leur succession est assez régulière et leur durée de trois mois environ.

Chacune d'elles a un effet marqué sur les animaux.

Le printemps est caractérisé par le retour de la chaleur et des jours plus longs. Sous son influence l'activité de toutes les fonctions augmente, le sang circule plus rapidement, les chevaux prennent de l'em-

(1) Toutes les régions qui sont sous les mêmes latitudes ne présentent pas des climats semblables; la position des lieux, la nature du sol, le voisinage des eaux, des chaines de montagnes, des plaines ouvertes soit au midi, soit au nord, et une foule d'autres circonstances, peuvent réunir des climats différents.

bonpoint, du brillant dans le poil ; ils redeviennent gais, mais cet état de réveil de leur organisation est précédé d'une sorte de crise pendant laquelle la *mue* s'effectue.

En été, la chaleur est plus élevée, la lumière plus vive et l'air plus sec. Un été très-chaud peut amener une diminution d'appétit, une soif toujours vive et des sueurs faciles. Pendant cette saison, les chevaux se fatiguent vite au travail et maigrissent rapidement s'ils ne sont pas nourris avec discernement. Enfin, la chaleur trop prolongée est une cause de diminution d'énergie, de faiblesse et même d'épuisement.

En automne, les fonctions reprennent une activité plus régulière, mais comme cette saison est généralement humide et froide, vers la fin surtout, les animaux en éprouvent une sorte de malaise plus manifeste au moment où ils prennent leur poil d'hiver.

En hiver, le froid sec exerce sur les tissus un resserrement qui semble donner plus de vigueur aux animaux ; mais quand cette saison est humide, la sueur s'évapore plus lentement, se refroidit à la surface du corps et peut occasionner des maladies graves.

Les saisons impressionnent plus ou moins les animaux suivant leur sexe, leur âge et leur tempérament.

L'action stimulante du printemps est plus vive sur les chevaux entiers et les juments que sur les chevaux hongres, sur les jeunes sujets que sur les vieux, plus vive enfin, sur ceux qui sont d'un tempérament nerveux et sanguin que sur ceux chez lesquels le système lymphatique prédomine. Les chevaux mous, faibles, languissants, très-jeunes ou âgés, sont plutôt accablés par la chaleur que les animaux vigoureux et dans la force de l'âge ; ces derniers résistent aussi beaucoup mieux à l'action débilitante du froid humide de l'automne et de l'hiver. Enfin, les chevaux qui vivent en liberté sont beaucoup moins impressionnables aux variations de température que ceux réduits à l'état de domesticité ; aussi, pour soustraire ces derniers à l'action nuisible de ces variations, est-on obligé de les abriter dans des écuries ou des hangars.

Des Écuries.

La construction des écuries affectées aux chevaux de troupe a été ordonnancée par des décisions ministérielles qui en ont augmenté le nombre, amélioré l'étendue et la disposition.

A part les heures consacrées à l'instruction, aux promenades et aux manœuvres, le cheval de troupe en garnison passe la plus grande partie de la journée à l'écurie ; aussi doit-on attacher une grande importance à bien observer les règlements qui assurent les bonnes conditions hygiéniques de ce séjour forcé. Ces conditions sont : d'aérer convenablement les écuries suivant la saison et le temps, en évitant surtout les courants d'air, d'entretenir la propreté de la litière et du sol, de surveiller l'attache des chevaux de façon à ce que, sans les gêner, elle soit toujours solide, de veiller au maintien de leur séparation et d'éviter de faire de la poussière dans la manipulation des fourrages.

En été, si la chaleur est trop élevée et la sécheresse prolongée, on arrosera le sol des écuries dans la journée et l'on garnira les fenêtres exposées à l'ardeur du soleil avec des paillassons ou des toiles. En hiver, si le temps est froid et très-humide et si les portes ne ferment pas exactement, on les garnira de bottillons ou de tresses en paille. Enfin, chaque été, on assainira les écuries en en blanchissant les murs à l'eau de chaux.

En général, toutes les corvées d'écurie (enlèvement des fumiers, renouvellement de la litière, etc.) ne se feront qu'en l'absence des chevaux et, dans ce moment, les portes et les croisées seront grandement ouvertes. Les fumiers devront toujours être déposés loin des écuries, car, en été, ils attirent les mouches et, par les temps de pluie, l'eau qui les imprègne filtre à leur pied et forme, au pour tour, des flaques dont le séjour prolongé peut altérer la pureté de l'air.

Dans les cantonnements ou dans les camps, on abrite souvent les chevaux sous des constructions provisoires, soit en planches, soit en maçonnerie légère ; les premières, toujours froides en hiver, sont en été fort chaudes le jour et fraîches la nuit. On peut encore, pour soustraire les chevaux à l'injure du temps, les abriter sous des sortes de hangars en torchis ou en branchages appuyés sur des appentis en terre ou en pierres sèches. L'ouverture de ces constructions sera toujours tournée, autant que possible, du côté opposé aux vents régnants de la saison.

Des aliments.

Le corps subit chaque jour des pertes qui doivent être réparées aussi chaque jour ; tel est le but de l'alimentation.

On nomme *aliments* toutes les substances renfermant des principes propres à former du chyle. Dans les végétaux qui servent à la nourriture du cheval ces principes sont *azotés* ou *non azotés*. Les premiers comprennent l'albumine et le gluten ou fibrine végétale, les deuxièmes la fécule ou amidon, la gomme, le sucre, des matières grasses, etc.

Tous ces principes n'ont pas la même valeur nutritive; les azotés, d'une assimilation plus complète, sont les plus importants pour la réparation des pertes, les non azotés sont les plus propres à former de la graisse.

Les uns et les autres, dans les végétaux, sont contenus dans une sorte de canevas formé par du *ligneux*, substance non assimilable qui est toujours rejetée au dehors.

Les denrées destinées à l'alimentation du cheval de troupe ont été divisées en aliments faisant partie de la *ration* et en aliments de *substitution*.

Les premiers sont : le foin, la paille, l'avoine et l'orge ; les seconds : la farine d'orge et le son. Leurs quantités ont été réglementées pour chaque arme par une décision ministérielle, ainsi que l'indique le tableau suivant

ARMES.	EN GARNISON ET EN RASSEMBLEMENT.						EN ROUTE.		EN CAMPAGNE.		
	FOIN et luzerne.	PAILLE.	AVOINE.	SON.	ORGE.	VERT.	FOIN.	AVOINE.	PAILLE.	FOIN.	AVOINE.
Carabiniers.....	5	5	4,2	6,30	3,36 8/10	50k	5,50	5,60	4	7	4,60
Cuirassiers.....	5	5	3,8	5,70	3,04 8/10	50	5,50	5,20	4	7	4,20
Gendarmes.....	5	5	3,8	5,70	3,04 8/10	50	5,50	5,20	4	7	4,20
État-major.....	5	5	3,8	5,70	3,04 8/10	50	5,50	5,20	4	7	4,20
Ligne..........	4	5	3,4	5,10	2,72 8/10	45	4,50	4,80	4	6	3,80
Légère.........	4	5	3,0	4,50	2,50 8/10	40	4,50	4,80	4	5	3,80
Artillerie.......	5	5	3,6	5,40	2,80 8/10	50	5,50	5,20	4	7	4,20

SUPPLÉMENT D'AVOINE.	Carabiniers, cuirassiers et ligne.......	8 hectos.
	Légère	4 —
	Artillerie...........................	6 —
ÉQUIVALENTS.........	Foin	5 kilogrammes.
	Paille	10 —
	Avoine	2,50 —
	Son.................................	7,50 —

Foin.

On appelle *foin*, l'herbe des prairies naturelles ou artificielles fauchée et desséchée dans le but de la conserver pour l'usage de nos animaux domestiques.

Prairies naturelles ou permanentes. — Suivant leur position, on les distingue en prairies hautes et en prairies basses. Les premières sont composées de plantes courtes, fines, d'une odeur agréable et appartenant, pour la plupart, aux familles botaniques classées comme donnant le meilleur fourrage.

Les secondes sont situées dans des lieux bas, souvent humides, où les plantes ont pour caractère d'être plus longues, plus fortes et d'une odeur pénétrante. Parmi ces plantes, il y en a qui sont impropres à l'alimentation ; ce sont particulièrement : les joncs, les laîches, les scirpes de marais, la prêle, les souchets, les renoncules, etc.

Prairies artificielles ou temporaires. — Elles sont ensemencées de plantes appartenant, soit à la famille des graminées (orge, ray-grass, etc.), soit à celle des légumineuses (luzerne, trèfle, sainfoin).

Foin des prairies naturelles. — On divise le foin en celui de bonne, médiocre ou mauvaise qualité. Dans l'armée le premier seul est reçu.

Le bon foin se reconnaît aux caractères suivants : tiges moyennement longues, fines, flexibles, garnies de leurs feuilles et sommités fleuries, couleur verte feuille morte, odeur légèrement aromatique, suave, douce, un peu sucrée.

Le foin médiocre est ordinairement composé de plantes de qualité inférieure. Souvent aussi le bon foin, mal récolté, peut être médiocre quand il est privé d'une partie de ses feuilles, quand les graines en sont mûres et qu'il est desséché, cassant, sans odeur ou peu coloré.

Le foin mauvais est composé de tiges plus grossières, souvent dépourvues de leurs feuilles, d'une couleur plus pâle ou plus sombre ; il est parfois poudreux, vasé (1) rouillé (2) et d'une odeur de moisi.

FOIN DES PRAIRIES ARTIFICIELLES. — Ce foin, composé de plantes appartenant exclusivement à la famille des légumineuses, doit présenter tous les caractères de bonté que nous avons indiqués pour le foin des prairies naturelles.

Paille.

La paille est formée des tiges des feuilles et des épis desséchés des graminées céréales dont les grains ont été extraits par le battage. Elle sert de nourriture et de litière aux chevaux ; sa valeur nutritive est très-inférieure à celle du bon foin. En France, c'est généralement la paille de froment qui est mise en distribution pour les besoins de l'armée.

La bonne paille se reconnaît aux caractères suivants : couleur tirant sur le jaune pâle ou doré, tiges pleines, pourvues de feuilles et d'épis, odeur peu marquée, saveur douce, sucrée, résidant principalement dans les nœuds, plantes fourragères, plus ou moins nutri-

(1) Le foin vasé est peu coloré, son odeur est marécageuse, il laisse échapper, lorsqu'on le secoue, une poussière âcre.

(2) Le foin rouillé présente des taches blanches ou jaunâtres pulvérulentes, dues à la présence de champignons microscopiques ; il est irritant, et son usage peut donner lieu à des indigestions ou engendrer des maladies graves.

tives, enroulées ou mêlées à la base des chaumes (1).

La paille peut être vasée, rouillée, cariée (2) et moisie. On doit toujours rejeter celle qui présente l'une ou l'autre de ces altérations.

Avoine.

L'avoine est une plante très-cultivée pour son grain qui est destiné plus particulièrement à la nourriture du cheval. — Elle présente deux variétés principales : l'avoine d'hiver à grains blancs, pleins et lourds, et l'avoine d'été à grains gris un peu plus légers; c'est la variété d'été qui alimente surtout les chevaux de l'armée. On l'appelle avoine de Brie, de Picardie, de Bretagne, selon la province d'où elle provient; elle est en général grise, mais variant vers le blanc ou le noir. Ce grain, très-goûté par les animaux, est formé d'une partie centrale farineuse contenue dans une enveloppe qui renferme un principe excitant auquel l'avoine doit ses qualités stimulantes.

L'avoine seule ou mêlée à la vesce d'hiver, coupée avant maturité, peut être donnée comme régime vert.

Pour être de bonne qualité, l'avoine doit présenter les caractères suivants : grains petits ou gros, secs, lourds à la main (3), luisants, s'échappant facilement

(1) Les plantes fourragères mêlées habituellement à la paille sont : l'agrostis, le trèfle des champs, la luzerne lupuline, le mélilot, le chiendent, des vesces, des gesses, et celles dont la présence la déprécie : la nielle, les ronces, le chardon, etc.

(2) La carie est une affection ordinaire au grain, mais qui peut se propager sur les tiges.

(3) Le poids moyen de l'avoine à l'hectolitre est de 45 à 50 kilogrammes.

par la pression des doigts, sans odeur bien caractérisée et non mélangée à des graines étrangères.

A l'opposé de la précédente, l'avoine médiocre est légère, terne, ridée, peu coulante, l'amande en est peu farineuse. Elle peut être poudreuse, mélangée de sable, de terre et de mauvaises graines en excès, elle peut enfin sentir le moisi.

Orge.

Le grain de l'orge remplace l'avoine dans la ration des chevaux en Algérie ; sa farine en France est donnée à titre de substitution.

L'orge est un grain de couleur jaune-paille, renflé, lourd (1) et très-nourrissant, composé également d'une amande farineuse contenue dans une enveloppe assez coriace. Ses caractères de bonté sont à peu près les mêmes que ceux de l'avoine, mais une de ses altérations fréquentes est d'être avariée par les charançons dont la larve détruit sa partie farineuse.

Substitutions.

On désigne sous le nom de substitution, l'échange des denrées alimentaires qui font partie habituelle de la ration contre d'autres substances données exceptionnellement.

Dans l'armée on substitue ordinairement à l'avoine le son et la farine d'orge.

Son. C'est l'écorce, avec un peu de farine, des grains de blé qui ont subi la mouture. Quand il est de bonne

(1) Le poids de l'orge à l'hectolitre est de 72 à 80 kilogrammes.

qualité et frais moulu, son odeur est agréable, il blanchit les mains et trouble l'eau. Altéré, sa couleur est plus foncée et son odeur aigre. S'il a fermenté, il se pelotonne par l'humidité et fait éprouver à la main une sensation chaude; c'est surtout à sa farine que cet aliment doit ses quelques propriétés nutritives.

Le son, mêlé à la farine d'orge, se donne toujours plus ou moins délayé dans l'eau, sous cette forme il est rafraîchissant.

FARINE D'ORGE. — Cette farine doit être bien divisée, blanche, fraîchement moulue et sans mauvaise odeur, la fermentation peut en avarier la qualité en la rendant humide, grumeleuse et d'une odeur chaude, piquante, désagréable; dans ces conditions on doit toujours la rejeter.

Des repas.

Le nombre et l'heure des repas sont réglementés pour chaque saison et suivant les besoins du service.

Dans la distribution des fourrages on aura soin de ne pas trop les manipuler pour éviter les pertes qui peuvent résulter de la chute des feuilles; s'ils contiennent de la poussière, on les secouera en dehors des écuries. Les mangeoires seront nettoyées à fond avant la distribution de l'avoine; cette précaution est surtout indispensable quand on donne du barbotage, parce qu'il s'aigrit promptement et qu'il peut dégoûter les chevaux; enfin, on devra veiller à ce que chaque cheval ne mange que sa ration.

Du vert.

Dans le but de rétablir la santé de certains chevaux, on les met au vert au printemps. Ce régime est donné à l'écurie ou en liberté, suivant les cas, aux chevaux de 4 à 8 ans et ce n'est qu'exceptionnellement qu'on le donne à ceux plus âgés. Une décision ministérielle prescrit pour ce régime la substitution complète de l'herbe à la ration journalière de foin, d'avoine et d'une partie de la paille, cependant, on a reconnu depuis longtemps qu'un peu de grains, sur la fin, aide aux bons résultats que l'on attend de ce régime.

Le vert pris en liberté est ordinairement fourni par l'herbe des prairies naturelles que l'on divise habituellement en plusieurs enclos, afin que les chevaux puissent la manger successivement sans faire de dégâts. Le vert pris à l'écurie est le plus souvent composé au début d'orge verte (escourgeon) et de plantes légumineuses ensuite (luzerne, sainfoin, trèfle).

On doit attribuer les bons effets de ce régime à la grande quantité de principes aqueux et sucrés qu'il introduit dans le corps des animaux. Ces effets, relâchants au début, se traduisent ensuite par une tendance à l'embonpoint qui est due à la maturité plus avancée des plantes. Enfin, il a encore pour résultats de rendre la vigueur aux chevaux convalescents, de faire souvent disparaître l'engorgement des membres, les vieilles claudications, les maladies anciennes de la peau et des organes digestifs. Les chevaux sont généralement mis au vert, de la fin d'avril aux premiers jours de juin.

Afin de ménager la transition entre le régime habituel et cette nouvelle alimentation, on mêlera le vert au sec dès les premiers jours ; on agira dans le sens contraire sur les derniers temps pour revenir au régime ordinaire.

Pendant le vert, les écuries doivent être tenues dans un grand état de propreté en raison des abondantes déjections causées par cette nourriture ; aussi est-il bon de relever souvent la litière pour la conserver sèche.

L'herbe doit être coupée huit ou dix heures avant d'être donnée, et étendue sous des hangars pour qu'elle perde un peu de son humidité tout en étant à l'abri de la pluie. Sa distribution se fera par petites portions, afin qu'étant toujours fraîche, les chevaux la mangent mieux ou ne s'en fatiguent pas. Le pansage sera plus long en raison de la grande activité de la peau que cette nourriture provoque et, comme ces premiers effets sont affaiblissants, les promenades devront être plus courtes.

Les chevaux mis au vert en liberté seront déferrés et lâchés dans la prairie après que la rosée aura disparu; le soir, avant la fraîcheur, ils seront rentrés à l'écurie ou sous des hangars. Le vert en liberté engraisse peu les chevaux, mais ce mode d'alimentation leur est plus favorable en raison de l'exercice qu'ils prennent au grand air ; c'est surtout pour les vieilles boiteries du pied qu'il donne de bons résultats.

Pendant le vert, quand on est près d'un cours d'eau, on baignera les chevaux si la chaleur est élevée.

Enfin, on observera les effets de ce régime pour le supprimer aux animaux auxquels il ne paraîtrait pas favorable.

Des boissons.

L'eau est la boisson ordinaire des animaux ; elle a pour effet d'aider à la digestion et, par son absorption, de rendre le sang plus fluide. Celle dont on abreuve les chevaux de troupe provient ordinairement des fontaines, puits ou réservoirs que renferment les quartiers de cavalerie.

La meilleure eau est celle que peut fournir une rivière coulant sur un lit de gros sable ou de galets celle des puits est souvent crue, chargée de sels à base calcaire (sulfate et carbonate de chaux), elle est peu aérée, lourde et indigeste.

L'eau des étangs, mares, fossés, est souvent altérée par des corps en fermentation putride; on peut aussi y rencontrer de très-petites sangsues (1).

L'eau courante peut se charger dans les terrains qu'elle traverse de principes minéraux, de particules limoneuses ou sablonneuses qui peuvent nuire aux animaux. En résumé, quelle que soit sa provenance, l'eau, pour être bonne, doit être suffisamment aérée, limpide, d'une température moyenne pendant toute l'année (de 10 à 15 degrés environ) pour rafraîchir convenablement les chevaux en été et ne pas trop les refroidir en hiver.

Elle doit être incolore, sans odeur et avoir une saveur franche; quand elle est un peu salée, sapide, les animaux la prennent mieux.

(1) En France, et surtout en Algérie, certaines eaux renferment de ces annélides sous un aspect filiforme. Ils se fixent sous le frein de la langue, dans l'arrière bouche, dans les cavités nasales où ils grossissent et occasionnent des hémorrhagies.

La bonne eau doit bien cuire les légumes et dissoudre le savon sans former de grumeaux ; quand elle n'a pas cette propriété, c'est qu'elle est chargée de sulfate de chaux (plâtre) ; on la dit alors séléniteuse.

L'eau peut encore nuire à la santé par une trop grande fraîcheur, celle de certaines sources, par des substances toxiques qui peuvent y être accidentellement dissoutes et par des immondices ; dans ce dernier cas, il faudra toujours la filtrer si on le peut.

Des abreuvoirs. — On abreuve les chevaux deux fois par jour, soit dans des auges placées en dehors des écuries, soit dans l'intérieur de celles-ci au moyen de tonnes ou cuves d'abreuvoirs d'où l'on extrait l'eau avec des seaux ou des baquets. En été, il faut que les auges soient remplies au moins une heure avant d'y conduire les chevaux pour que l'eau ne soit pas trop fraîche. En hiver les tonnes seront remplies le matin pour l'après-midi et le soir pour le lendemain matin, afin que ce liquide soit à peu près à la température des écuries. Les réservoirs devront toujours être tenus très-proprement.

On ne devra jamais abreuver les chevaux lorsqu'ils seront en sueur ; on évitera qu'ils ne boivent avec trop d'avidité et outre mesure, en leur soulevant la tête de temps en temps pour *leur couper l'eau.* Cette précaution est bonne en ce qu'elle permet au cheval de reprendre haleine, et qu'elle empêche qu'une trop grande quantité d'eau n'arrive brusquement et d'un seul trait dans l'estomac, ce qui peut l'impressionner vivement ou le fatiguer.

Enfin, si l'eau est trop froide, trop crue, peu aérée, c'est encore une bonne mesure de l'agiter, de la battre et de la saupoudrer avec un peu de son ou de farine d'orge.

La ration d'eau (maximum) peut être évaluée à 25 litres (1) par jour pour les chevaux de grosse cavalerie ; prise au delà de cette moyenne, qui peut servir de base pour les autres armes, elle peut occasionner des coliques et de la diarrhée.

Des soins de propreté.

La transpiration et la sécrétion sébacée déposent à la surface de la peau des pellicules grasses, mêlées aux écailles de l'épiderme qui se détachent et s'y amassent sous forme de crasse grisâtre ; en outre, la peau peut encore être salie par la poussière ou la boue. Toutes ces impuretés, en obstruant les pores de cette membrane, ralentissent ses fonctions si importantes à la santé ; de là, la nécessité des soins de propreté qu'elle réclame et dont l'ensemble constitue ce que l'on appelle vulgairement le *pansage*. On ajoute en été à ces soins l'usage des *bains* partiels ou généraux.

Le *pansage* a pour effet de stimuler l'enveloppe extérieure du corps, de faciliter la circulation sur toute sa surface et dans toutes les parties qu'elle recouvre, de rendre enfin les poils plus lisses et plus brillants. Son action se fait aussi sentir sur les organes profonds dont il facilite les fonctions, il augmente

(1) Dans les colonnes expéditionnaires qui opèrent dans le sud de l'Algérie, les chevaux ne boivent journellement que 7 à 8 litres d'eau, quelquefois même ils en sont privés pendant toute une journée sans que leur santé paraisse en souffrir.

la rigidité et l'énergie des muscles et fait enfin éprouver à l'animal une sorte de bien-être.

Suivant la saison et la température, le pansage a lieu dans les écuries ou au-dehors. S'il a lieu dedans, on ouvre entièrement les fenêtres; s'il a lieu dehors, il faut avoir soin de toujours placer les chevaux à l'ombre.

Cette opération doit être aussi complète que possible, l'emploi du bouchon et de la brosse doit en occuper la plus grande partie, l'étrille ne devant être employée que pour désunir les poils agglutinés par la sueur mêlée à la poussière et à la boue. On doit éviter d'appuyer trop fortement cette dernière sur les surfaces osseuses ; l'action du bouchon doit surtout porter sur les régions recouvertes de crins ou de longs poils' telles que le toupet, la crinière, la base de la queue, le pli du paturon, etc.; en hiver, quand on éponge les chevaux, on ne doit les mouiller que modérément. Un lavage plus complet des extrémités peut être prescrit quand elles sont couvertes de boue, dans ce cas on devra toujours les sécher pour éviter leur refroidissement.

Des bains.

En été, la chaleur élève la température de la peau et occasionne souvent des démangeaisons qui incommodent les chevaux et les excitent à se frotter ; d'où la nécessité de les baigner dans une eau courante si cela est possible. Ces bains, outre leur effet de propreté, agissent encore d'une manière salutaire en rendant la peau plus fraîche, en raffermissant les tissus et en délassant l'animal. Ils seront donc prescrits fréquemment lorsque la température le permettra.

C'est ordinairement dans l'après-midi qu'a lieu la

baignade; elle exige toujours certaines précautions dont voici les principales :

Ne pas y conduire les chevaux immédiatement après le repas, s'y rendre à une allure ralentie, ne les faire entrer dans l'eau que jusqu'à mi-jambes en les empêchant de boire, les arrêter ensuite pour les laisser se désaltérer modérément et se coucher s'ils le veulent. Quand ils sont faits à l'impression de l'eau, leur faire gagner un endroit plus profond où ils passeront rapidement pour sortir ensuite et revenir au pas; de retour à l'écurie, bouchonner, couvrir et fermer les portes si cela est nécessaire.

Si, par accident, un cheval vient à tomber dans un endroit profond, la seule précaution à prendre pour le cavalier sera de lâcher immédiatement les rênes et de saisir la crinière, car en laissant au cheval toute sa liberté de mouvements, il peut être assuré qu'il saura gagner la rive.

En été, si l'on est dans le voisinage de la mer, on y baignera les chevaux deux ou trois fois par semaine; ces bains d'eau salée, n'ayant pas au même degré que les premiers une propriété dissolvante, ne sauraient nettoyer la peau complétement, mais ils sont stimulants, toniques, résolutifs, lorsque surtout à leur action se joint le choc des vagues ou des brisants. On empêchera les chevaux de s'y coucher, car l'introduction de l'eau salée dans les voies respiratoires produit de l'irritation et provoque des quintes de toux qui ne sont pas sans danger.

Du travail.

Le cheval n'est point fait pour rester à l'écurie,

l'exercice, au contraire, est nécessaire à l'entretien de sa santé. Il favorise le jeu de ses fonctions, développe son système musculaire, sa force et ses mouvements; il aide à l'assimilation et prévient l'accumulation de la graisse. Autant un exercice ou un travail modéré est utile au cheval, autant un travail sans mesure lui est nuisible, et l'épuisement qui en est la conséquence est souvent difficile à réparer. Cependant, il faut le dire, le cheval pourrait suffire à un travail assez pénible, sans trop perdre de son état ni de ses forces, si surtout les soins et la nourriture ne lui faisaient pas défaut; au besoin; l'histoire de nos dernières guerres pourrait en être une preuve.

La progression dans le travail doit être observée avec soin, on devra autant que possible varier les allures et éviter surtout de soutenir trop longtemps celles qui sont vives. Les repos seront ménagés et d'une courte durée, on ne rentrera les chevaux qu'après une marche au pas qui leur laissera tout le temps de se sécher lorsqu'ils seront en transpiration.

Après avoir dessellé et bouchonné la place occupée par la selle, on les couvrira pendant un certain temps et les écuries seront tenues plus ou moins fermées pendant une heure ou deux.

Si quelques chevaux ont été laissés à l'écurie, on devra les couvrir et fermer les ouvertures qui leur font face, la couverte, dans ce cas, n'est de rigueur que par les temps froids.

Les promenades et les marches militaires pourront se faire au pas et au trot sans inconvénient, en ayant soin, toutefois, de ralentir les allures de la tête de colonne. Les temps d'arrêt et de repos seront toujours intelligemment réglés sur la longueur du trajet, et chaque cavalier observera soigneusement sa distance pour éviter que sa monture ne donne ou ne reçoive des atteintes.

En général, pendant les saisons où la température est basse, humide, et même quand le temps est incertain, on ne doit jamais sortir les chevaux sans les couvrir. Ceux qu'on mène à la promenade, qu'on conduit à la forge, auxquels on fait les crins dehors, doivent aussi toujours être couverts. C'est par la rigoureuse application de ces moyens bien simples qu'on évitera aux chevaux une foule de maladies.

Hygiène des jeunes chevaux.

A leur arrivée dans les corps les jeunes chevaux recevront les soins les plus assidus. Logés dans les meilleures écuries et séparés par catégories d'âge et d'après leur état de santé, de maigreur ou d'embonpoint, on les soumettra, suivant ces cas et la saison, soit à un régime rafraîchissant, soit à la ration ordinaire, soit à un régime mixte. Ces changements, toujours prescrits par les vétérinaires, ont principalement pour but de tempérer l'irritation de la bouche causée par le travail inachevé de la dentition, de faire disparaître peu à peu un embonpoint factice contracté et maintenu chez l'éleveur dans l'intérêt de la vente, de rétablir au contraire ceux qui sont maigres et faibles, de fournir une alimentation suffisante à ceux qui n'ont point acquis tout leur développement, et d'atténuer les effets fâcheux qui pourraient résulter d'un état de pléthore déterminé par un régime antérieur trop substantiel ou excitant.

Enfin, la nourriture doit être réglée de façon à habituer progressivement les jeunes chevaux à la ration réglementaire.

Les moyens dont on dispose dans l'armée pour arriver à ces résultats se bornent généralement à des substitutions, au régime vert et à des suppléments de rations pris sur les économies de l'infirmerie. Ces dernières sont surtout utilisées lorsque les jeunes chevaux commencent à travailler.

Les écuries occupées par les jeunes chevaux seront toujours maintenues à une température un peu plus élevée que celles des escadrons, ces animaux y seront toujours couverts par les temps froids; cette mesure doit surtout être observée pour les chevaux transportés brusquement du midi au nord.

Les promenades se feront toujours aux allures ralenties, et toutes les autres règles concernant l'hygiène du cheval d'escadron devront être consciencieusement et *minutieusement* appliquées au cheval de remonte.

De l'influence des bons traitements.

Les bons traitements ont une influence marquée sur le caractère et la santé des chevaux. Un cheval qui sera difficile, maigre et maladif entre les mains d'un cavalier maladroit ou brutal deviendra calme, doux et reprendra de l'état s'il vient à changer de maître. C'est principalement à son arrivée au corps que le caractère de cet animal se façonne, suivant la manière dont l'aborde et le soigne le cavalier auquel il est confié, et tel n'est devenu irritable, méchant même, que parce que, dès le principe, il n'a pas été traité avec douceur. Les mauvais traitements qu'on lui fait subir sont d'autant plus fâcheux qu'ils retentissent plus profondément sur son état général. Le cheval brutalisé se tourmente et s'exaspère quelquefois au point de se couvrir de sueur, ses digestions se troublent et l'amaigrissement en est bientôt la suite.

Le naturel du cheval est plutôt craintif que méchant, aussi doit-on toujours l'aborder doucement pour le rassurer et le calmer.

Le cavalier qui saura comprendre les bons services que ce noble animal est appelé à lui rendre, services qui peuvent aller jusqu'à lui sauver la vie ou la liberté dans les hasards de sa carrière militaire, lui prodiguera donc consciencieusement tous les soins nécessaires à son bien-être et à sa conservation.

Les jeunes chevaux nouvellement achetés, encore sous l'impression causée par des objets et des bruits inconnus, tels qu'il s'en rencontre dans les grandes villes et les gares où ils s'embarquent, paraissent étonnés, inquiets, tristes ou agités à leur arrivée au corps. Le mouvement qui se fait ensuite autour d'eux, les fortes intonations du commandement, le bruit éclatant de la trompette et le va-et-vient continuel dans les écuries sont autant d'habitudes opposées à leur vie plus calme de la campagne et de la ferme, où c'était presque toujours la même main qui leur prodiguait des soins et des caresses.

Pour le cheval élevé en liberté ces changements sont beaucoup plus sensibles, car à la prairie et au grand air vont succéder l'attache à l'écurie et des soins minutieux auxquels il n'est pas habitué ; aussi doit-on redoubler de précautions pour ces chevaux d'une nature plus sauvage.

Du cheval en route.

Les prescriptions hygiéniques dont nous venons de donner le détail pour le cheval en garnison ne sont pas toutes d'une application aussi facile pendant les routes. On trouve parfois dans les gîtes d'étapes des écuries sombres, basses, peu aérées, humides, chaudes ou froides, mal closes, etc. Les fourrages peuvent laisser à désirer sous le rapport des qualités; enfin, l'eau destinée à abreuver les chevaux peut être mauvaise.

On combattra ces conditions défavorables, soit en couvrant les chevaux dans les écuries froides, soit en évitant de les agglomérer dans celles où l'aération fait défaut. Si les fourrages sont vasés, poudreux, il faudra les secouer et les arroser avec de l'eau salée pour leur donner un peu de sapidité et les rendre plus digestibles. Au besoin, on pourra nettoyer l'avoine poudreuse en la projetant d'une certaine hauteur sur une couverte étendue.

Si l'eau est altérée par des impuretés, si elle ne dissout pas le savon, on n'hésitera pas à conduire les chevaux à quelque distance si l'on sait en trouver de plus saine.

Toutes les autres prescriptions hygiéniques concernant le cheval en route (ordre de marche, allures, arrivée, distribution de la ration, pansages, départ, etc.), étant indiquées en partie dans le règlement sur le service intérieur, nous n'entrerons pas dans de plus longs détails à ce sujet.

En campagne.

Au milieu de toutes les vicissitudes de l'état de guerre il devient souvent fort difficile de régler l'hygiène du cheval. L'heure habituelle des repas et du repos n'est plus régulièrement fixée, les animaux sont exposés à de longues abstinences, à des écarts de régime et à une fatigue excessive. Quelquefois à jeun, ils sont obligés à des marches forcées, le jour, la nuit, sur des chemins de toutes espèces et par tous les temps ; heureux encore si, arrivés au terme de leur course, la ration ne se fait pas attendre.

Souvent l'emplacement du bivouac n'a pu être choisi convenablement abrité des vents froids et de l'ardeur du soleil. Le sol peut en être mouillé, détrempé, et les chevaux y être exposés à toutes les intempéries. Dans ces différentes circonstances où, parfois, tout est laissé à la seule intelligence de l'officier ou du sous-officier, on comprend la grande difficulté que rencontre l'application des soins hygiéniques.

Dans les colonnes mobiles, le service des fourrages n'est pas toujours suffisamment assuré, les cavaliers sont alors obligés de pourvoir eux-mêmes à la nourriture de leurs chevaux, et le fourrage pouvant manquer complétement sur certains points, nous allons indiquer quelques substances capables d'y suppléer. Parmi elles il s'en trouve qui sont très-nutritives et d'autres qui ne sont propres, tout au plus, qu'à lester et soutenir le cheval.

En Europe, le foin peut être remplacé par l'*ajonc* pont on aura d'abord brisé les pointes, par la *bruyère*, le *chiendent*, les feuilles sèches de quelques arbres (1), la *chicorée sauvage*, la *pimprenelle*, les jeunes *chardons*, les feuilles de diverses espèces de *choux*, la fane du *panais*, de la *betterave*, les pailles grossières de *fèves*, de *pois*, de *féveroles*, de *gesses*, de *vesces*, de *lentilles*, de *maïs*, etc.

A défaut d'avoine ou d'orge, on peut donner le *seigle*, l'*épeautre*, le *riz*, le *sarrasin*, le *maïs*, la *féverole*, les *pois*, la *gesse*, la *vesce*, des grains de *chènevis*, de *lin*, de *sorgho*, etc.

La plupart de ces grains étant d'une mastication difficile, on devra les ramollir dans l'eau pendant quelques heures; et, comme plusieurs d'entre eux sont très-nourrissants, on ne les donnera qu'aux deux tiers environ de la ration d'avoine. On peut encore distribuer pour nourriture, à défaut de ces grains, des racines alimentaires ou des *châtaignes*, des *glands*, de la *faîne*, etc.

Le passage brusque de la pénurie à l'abondance pouvant donner lieu à de violentes coliques et à des maladies congestionnelles, on réglera la distribution des denrées de manière à ménager les forces digestives affaiblies par l'abstinence.

Toutes les fois qu'on le pourra, on abreuvera les chevaux avec des eaux courantes ; on évitera, autant que possible, de le faire avec celle des sources trop

(1) L'orme, le charme, le chêne, l'acacia, l'érable, le frêne, le coudrier, les feuilles et pampres de vigne, etc.

En Algérie, on a, pour suppléer au manque de fourrages, quelques plantes assez répandues dans les diverses zones de la colonie. Dans le Tell, ces plantes sont : le diss, les variétés d'alpha, le kuetaff, etc., et dans les hauts plateaux, le sud plus particulièrement, le chich des Arabes (*artemisia judaica*).

vives, surtout si les chevaux ont chaud. On s'abstiendra également, si on a le choix, de les abreuver avec celle des mares ou des flaques couvertes d'une couche de végétations verdâtres (conferves) et pouvant contenir, en outre, des débris putrides de plantes, d'animaux, des matières excrémentitielles, etc.

Si les cavaliers ont à traverser plusieurs gués ou ruisseaux, ils éviteront que leur monture ne s'arrête chaque fois pour boire; cette grande quantité de liquide introduite lorsque le cheval est sanglé et monté, le fait suer, le rend mou, et si l'eau est très-froide, elle peut occasionner des coliques.

Si le bivouac est détrempé fortement par les pluies ou la neige fondue, et qu'on ne puisse l'établir sur un sol plus sec, on devra mettre les chevaux en mouvement le plus souvent possible pour éviter le refroidissement continuel des extrémités, leur infiltration, les crevasses, les javarts, et une foule d'affections qui peuvent résulter d'un séjour prolongé dans une boue souvent argileuse et froide. Des promenades fréquentes doivent être ordonnées lorsque le temps est très-froid ; l'expérience qu'on en a faite en Afrique et pendant la campagne de Crimée en a prouvé les bons effets. Enfin, on frictionnera souvent les extrémités pour y rétablir la circulation et, dans les distributions, on veillera à ce que le fourrage ne soit pas éparpillé par le vent, ni souillé d'aucune façon.

QUATRIÈME PARTIE.

DE LA MARÉCHALERIE.

D'une manière générale, la maréchalerie est l'art de forger les fers et de les appliquer méthodiquement aux pieds du cheval.

En hippologie, cette partie comporte un aperçu rapide de l'organisation du pied, l'indication des divers appareils et outils qui servent à la confection des fers, quelques mots sur la qualité du charbon et du métal employé, la description du fer à cheval et l'indication des fers le plus souvent usités dans l'armée, l'énumération des instruments de ferrure et la manière dont le maréchal fixe le fer, enfin, l'indication des principales défectuosités du pied et des maladies dont il est le plus fréquemment atteint.

Du pied.

Le *pied* est la partie inférieure de chaque membre qui repose à terre. Il est constitué par des parties vivantes enchâssées dans une boîte de corne nommée le *sabot*.

Les *parties vivantes* ont pour support une base osseuse formée par l'*os de la couronne*, l'*os du pied* proprement dit et le *petit sésamoïde* ou *os naviculaire*. Ces os sont maintenus en rapport par des *ligaments*, et leur union est consolidée par les *tendons* des muscles extenseurs et fléchisseurs du pied. Le glissement de

'os de la couronne sur la troisième phalange est faci-
ité par une *capsule synoviale*, et le tendon fléchisseur glisse sur le petit sésamoïde à l'aide d'une *gaîne tendi-
ieuse* appelée *sésamoïdienne*. Postérieurement et de chaque côté, l'os du pied supporte les *cartilages* qui se réunissent en arrière à une masse fibro-grais-
euse et triangulaire qui s'applique à la face inférieure de la troisième phalange; c'est le *coussinet plantaire* vulgairement appelé *fourchette de chair*.

Ainsi disposée, la base osseuse est enveloppée par un tissu très-vivant nommé la *chair du pied* et divisé selon son aspect et sa disposition, en *bourrelet* ou *cuti-
ure*, en *chair cannelée* (tissu podophylleux ou feuilleté) et *tissu velouté*; ces différents tissus sécrètent la corne.

Le *bourrelet* et le *tissu velouté* sont hérissés d'une multitude de petites houppes destinées à se fixer dans la corne. Le premier forme une saillie circulaire au niveau de l'articulation de l'os de la couronne avec la troisième phalange, le second recouvre la face infé-
ieure de la troisième phalange et le coussinet plan-
aire.

La *chair cannelée* est constituée par des feuillets fibreux appliqués les uns contre les autres sur la face antérieure de l'os du pied, et dont l'ensemble peut, jusqu'à un certain point, être comparé à la disposi-
ion des feuillets d'un livre. Ces lamelles s'engrènent avec les feuillets de la corne.

Toutes ces parties sont pénétrées et entourées par les vaisseaux et des nerfs qui leur portent la sensi-
ilité et la vie.

Le *sabot* est formé de plusieurs parties très-forte-
ment unies entre elles, mais que l'on peut séparer par le séjour dans l'eau. Ces parties sont : la *paroi* ou *mu*-

raille, la *sole*, la *fourchette*, les *glômes* et le *périople*.

La *paroi* qui recouvre la chair cannelée est une bande de corne aplatie, incurvée et recourbée en arrière à ses deux extrémités nommées *barres*. On lui reconnaît deux faces : l'une externe lisse et luisante, l'autre interne sur laquelle on remarque les feuillets de corne placés les uns à côté des autres et entre chacun desquels s'engage une lamelle de la chair cannelée. En bas de cette face, la paroi est creusée d'une rainure où s'engrène la sole. Les faces de la paroi sont délimitées par deux bords, l'un supérieur taillé en biseau et formant une gouttière destinée à loger le bourrelet, l'autre inférieur, plus épais, repose sur le fer.

On divise encore la paroi en *pince* ou partie la plus antérieure, en *mamelles* situées de chaque côté de la pince, en *quartiers* qui font suite aux mamelles, en *talons* ou *arcs-boutants* qui correspondent à l'endroit où la paroi se replie en arrière pour former les *barres* ou ses extrémités.

La *sole* est une plaque de corne en forme de croissant incurvée en voûte et qui occupe la plus grande partie du dessous du pied. On lui reconnaît une face supérieure bombée, dont le centre s'appelle le *glacis* ; cette face est percée d'une multitude de petits trous destinés à recevoir les petites houppes du tissu velouté ; une face inférieure concave, un bord antérieur qui correspond à la paroi et un postérieur échancré pour recevoir les barres et la pointe de la fourchette.

La *fourchette* est une portion de corne triangulaire présentant des saillies et des creux. A sa face supérieure on remarque l'*arête fourchette*, sa face inférieure se subdivise en *branches*, *corps* et *pointe* ; entre les branches et de chaque côté se trouvent ses *vides* ou *lacunes*.

En arrière, les talons sont doublés à la manière de contre-forts par les *glômes*, et la gouttière du bord supérieur de la paroi est complétée par le *périople*, mince bande de corne qui se réunit aux glômes.

La corne de la paroi a une apparence fibreuse, celle de la sole se dessèche par écailles et celle de la fourchette filandreuse se détache par lambeaux.

Elasticité du pied. — Les différentes parties constituantes du pied sont susceptibles de quelques mouvements en vertu desquels les parties internes peuvent pénétrer plus profondément dans l'intérieur de la boîte cornée qui, sous leur effort de compression, se dilate surtout à sa partie supérieure. Cette propriété particulière du sabot a lieu lors de l'appui et constitue ce que l'on appelle l'*élasticité du pied* qui s'exerce dans des limites à peine appréciables.

De la confection des fers.

C'est ordinairement dans l'atelier de maréchalerie, nommée *forge*, que les fers sont confectionnés ; en campagne on se sert d'une forge portative ou attelée.

L'appareil où l'on chauffe le fer est formé par une maçonnerie surmontée d'une cheminée. A son centre se trouve le *foyer* où aboutit le tuyau du *soufflet* par une ouverture nommée *tuyère*. Le pourtour du foyer est garni d'une bande de fer coudée nommée *garde-feu*, à côté se trouve l'*auge* et en dessous un espace destiné à recevoir le charbon.

Les outils qui servent à travailler le fer sont deux *tisonniers*, l'un droit, l'autre crochu, deux *grosses tenailles* nommées *lopinières*, deux paires plus petites, l'une à mors plus écartés et nommée *goulues* et l'autre *justes*, une *pelle* et une *écouvette*.

Les maréchaux se servent ordinairement de charbon de terre et, par exception, de charbon de bois pour chauffer le fer. Le charbon de terre de meilleure qualité est d'un beau noir, sa cassure est brillante, il flambe bien et donne peu de résidu ou *mâchefer*.

Le morceau de fer destiné à être forgé se nomme *lopin*. On en distingue quatre sortes : le *lopin de barre*, le *lopin bourru*, le *lopin à quartiers branlants* et le *lopin à coquille*.

Le fer neuf ou fer en barre ne doit être ni trop mou, ni trop cassant ; son grain sera brillant, fin et d'un gris bleuâtre.

Dans l'armée, les lopins se confectionnent ordinairement avec de vieux fers nommés *déferres* que l'on recourbe et auxquels on ajoute un ou plusieurs *quartiers*.

L'opération qui consiste à chauffer les lopins se nomme *chaude* ; deux chaudes suffisent pour forger le fer, elles sont quelquefois précédées d'un *chaudillon* pour souder les quartiers. On chauffe le fer à trois degrés de température, le *rouge cerise*, le *blanc*, la *fusion* ; au-dessus de ces degrés, le fer se brûle et devient impropre à être travaillé.

Pour forger un fer, le concours de deux ouvriers est nécessaire, l'un pour chauffer et frapper devant avec un marteau nommé *masse*, l'autre pour contre-forger avec un *ferretier*. Cette opération se fait sur l'*enclume* et le maréchal achève son fer, soit sur la *table* de l'enclume, soit sur la *bigorne*. On coupe le fer avec la *tranche*, on le perce avec l'*étampe*, on le *contre-perce* avec un *poinçon* sur un *billot de bois*, et on le *lime* à l'*étau*.

Du fer.

Le fer à cheval est une bande de métal aplatie, percée de trous et contournée suivant la forme du pied auquel on la destine. On lui reconnaît une face supérieure et une face inférieure, délimitées par deux bords ou *rives*. Sa partie centrale s'appelle la *pince* à laquelle font suite les *mamelles*; les *quartiers* viennent ensuite et les deux extrémités s'appellent *éponges*. Les *branches* comprennent les deux portions du fer situées de chaque côté de la *pince*. La *voûte* est la partie de la rive interne qui correspond à la pince, la *couverture* est la largeur des branches, les *étampures* sont les trous destinés à recevoir la *tête* des *clous*, les *contre-perçures* sont ceux de la face supérieure qui laissent passer les *lames* des *clous*. La *tournure* est la forme d'ensemble du fer, la *garniture* est toute portion de fer qui dans un pied ferré dépasse la corne, et l'*ajusture* est la concavité que l'on donne en pince à la face supérieure. On reconnaît qu'un fer est bien forgé quand il est bien soudé dans toutes ses parties, que l'épaisseur et la couverture en sont convenablement ménagées, que la tournure en est bonne et que les étampures sont disséminées à leur place et à distances égales, enfin que les rives du fer bien unies ne présentent ni bosses ni creux.

Les appendices du fer sont les *pinçons* et les *crampons*. Les premiers servent à consolider le fer au pied, les seconds assurent la marche sur les terrains glissants et ont pour usage d'exhausser les talons. On fixe les fers à l'aide de clous distingués en clous *ordinaires* et en clous à *glace*, les uns et les autres bien affilés, à lame fine et non pailleuse.

Une décision ministérielle a fixé le poids des fers par arme ainsi qu'il suit :

Cavalerie légère	350 à 400 grammes.
— de ligne......	370 à 430	—
— de réserve....	450 à 500	—
Train et artillerie......	500 à 600	—

Fers les plus employés dans l'armée.

On distingue les fers en ceux pour les pieds de *devant* et ceux pour les pieds de *derrière*. Les premiers sont plus arrondis, leur épaisseur est à peu près égale, sur tout le contour, la branche interne est plus couverte que l'externe et les étampures, au nombre de six ou huit, sont groupées le plus près possible de la pince. Les seconds ont une forme ovale, ils sont plus épais en pince, la branche du dehors est plus couverte que celle du dedans et les étampures, plus éloignées de la pince que dans les fers de devant, se rapprochent davantage des talons.

On distingue un fer d'un pied gauche avec celui d'un pied droit à la position des étampures qui, à la branche du dehors, dans l'un et l'autre, sont plus éloignées de la rive externe qu'à la branche du dedans. On dit qu'un fer est étampé *gras* quand les étampures en sont plus ou moins éloignées de la rive externe, et qu'il est étampé *maigre* quand elles s'en rapprochent.

Les fers les plus usités pour les chevaux de troupe sont : outre le fer ordinaire, les fers à *planche*, à *éponges tronquées*, à la *turque*, *couvert*, à *caractère* et le fer dit *désencasteleur*.

Le *fer à planche*, par son appui sur la fourchette, est employé dans les cas où il s'agit de soustraire les talons à l'appui sur le sol (bleimes, seimes quartes, javart encorné, etc.). On applique aussi ce fer pour combattre le resserrement des talons et l'encastelure, mais pour ce cas, il importe que la fourchette soit toujours suffisamment développée et résistante, conditions qui sont souvent incompatibles avec le resserrement du pied.

Le *fer à éponges tronquées* est celui dont les branches sont plus ou moins raccourcies, il est employé utilement pour le cheval qui forge. On l'applique aussi dans l'encastelure pour laisser toute la liberté aux talons.

Le *fer à la turque*, dont la branche interne est raccourcie, plus épaisse et en partie privée d'étampures, s'applique aux chevaux qui se coupent avec le talon ou l'éponge du fer. On l'emploie aussi pour ceux qui sont panards.

Le *fer couvert* est celui dont les branches plus élargies permettent de protéger la face plantaire dans les pieds larges et aplatis, il peut avoir plus ou moins d'ajusture et doit toujours être plus mince que le fer ordinaire.

Le *fer à caractère* ou à étampures irrégulières s'applique sur les pieds dérobés.

Le *fer désencasteleur* n'est autre qu'un fer ordinaire sur la branche interne duquel on a levé une sorte de pinçon destiné à maintenir écartés les talons préalablement dilatés par l'instrument dit *désencasteleur* (1).

(1) M. Barbier, adjudant à l'Ecole de cavalerie et attaché à l'atelier de maréchalerie, a inventé un *fer désencasteleur* muni d'*un ressort en acier*, dont les *branches*, en peu de temps et sans gêne pour le cheval, produisent un *écartement des talons* supérieur à celui obtenu par tous les *désencasteleurs* proposés jusqu'à ce jour.

De la ferrure.

On entend par ferrure l'application méthodique du fer au pied du cheval à l'aide d'instruments particuliers qui sont : le *rogne-pied*, le *brochoir*, le *boutoir*, les *tricoises*, le *repoussoir* et la *râpe*. Le premier sert à enlever l'excédant de corne dure, le boutoir égalise le bord inférieur de la paroi et la sole, il approprie également la fourchette, le brochoir sert à implanter les clous, les tricoises s'emploient pour arracher les clous et le fer, elles assurent, en outre, les coups du brochoir et servent à couper les rivets. Le repoussoir est destiné à chasser au dehors les lames des clous, la râpe sert à enlever l'excédant de corne et de saillie des rivets.

Une fois le pied déferré, le maréchal en examine la conformation, le mode d'aplomb et d'usure, et suivant les indications que cet examen lui fournit, il choisit un fer qu'il présente à chaud sur le pied afin de s'assurer de son adaption aussi parfaite que possible, puis il le fixe à froid. Pour râper la corne on se sert généralement d'un chevalet sur lequel on pose le pied ferré.

Beautés et défectuosités des pieds.

Le pied peut être bien *conformé*, trop *grand*, trop *petit*, trop *évasé* ou *resserré*, avoir la corne *faible*, *cassante*, les talons *bas* ou *hauts*, la fourchette *atrophiée*, etc.

Le pied est bien conformé quand il est proportionné au volume du corps. Dans les pieds antérieurs la forme sera arrondie, l'obliquité prononcée en pince, peu développée en quartiers et nulle en talons ; ces derniers devront être écartés et dépassant un peu la fourchette, la paroi sera polie, dure sans être cassante, sa couleur brune et son apparence fibreuse. La sole doit être forte, concave et intimement liée à la paroi et aux barres, la fourchette large, ferme, saillante et ses vides bien prononcés.

Le pied postérieur doit être plus long, sa forme un peu ovale, ses quartiers et ses talons plus forts et plus élevés, sa concavité plus grande et sa fourchette moins volumineuse que dans les pieds antérieurs.

Le pied *trop grand* est celui qui présente un excès de développement par rapport aux autres parties du corps. Dans ces sortes de pieds la paroi est souvent élargie à sa base, la sole peu concave, la fourchette grasse, épaisse, la corne sans résistance et la paroi a peu d'épaisseur. Sur les terrains durs, inégaux, ces pieds sont sujets aux bleimes, ils peuvent aisément se dérober et se déferrer.

Le pied *petit* est un défaut opposé au précédent, sa paroi est dure, presque verticale, sa sole plus concave et sa fourchette petite. Ce piede st disposé au resserrement des talons, à l'encastelure, aux bleimes et aux seimes.

Le pied *évasé* présente une obliquité très-prononcée de la paroi, il est ordinairement *plat*, c'est-à-dire que sa sole gagne le niveau du bord inférieur de la paroi. Quand ce défaut est exagéré, le pied est dit *comble*, dans ce cas la sole dépasse le bord de la paroi. Cette conformation, très-défectueuse, expose le cheval aux meurtrissures de la sole et ne tarde pas à le mettre hors de service.

Le pied peut être *resserré* soit en talons, soit en quartiers (encastelure). Dans ces sortes de pieds la paroi est moins oblique, la corne est sèche et la fourchette maigre; ce défaut détruit l'élasticité du sabot, comprime les tissus vivants et occasionne des douleurs sourdes ou vives qui font boiter les animaux sur les terrains durs. Les chevaux qui ont les pieds resserrés sont sujets à la fourbure et à une sorte de maladie de l'os naviculaire.

Les pieds à *talons hauts* ont la pince courte et dans une direction perpendiculaire, la sole creuse, la fourchette petite et sèche.

Les pieds à *talons bas* ont pour caractère un évasement prononcé des parties postérieures, la paroi en est oblique, ils ont ordinairement la corne faible et sont sujets à la foulure des talons.

C'est au maréchal à remédier à ces défauts par une ferrure convenable.

Pour les diverses maladies du pied voir la cinquième partie.

CINQUIÈME PARTIE.

DES MALADIES ET ACCIDENTS DONT LE CHEVAL EST LE PLUS SOUVENT ATTEINT ET DES PREMIERS SOINS A DONNER AVANT LA VISITE DU VÉTÉRINAIRE.

La *santé* est caractérisée par la gaieté et l'exercice libre de toutes les fonctions.

La *maladie* est le trouble de la santé avec ou sans altération des tissus organiques.

La santé des animaux peut être troublée par une foule de causes : nous citerons particulièrement celles qui prennent leur origine dans la constitution et l'action de l'air atmosphérique, dans l'influence des localités et des habitations, dans celle des aliments et des boissons, dans le genre de service, dans l'excès de travail. A ces causes on peut ajouter les coups, les chutes, les heurts, les blessures de toute nature, etc.

L'*irritation* ou les désordres produits sur un ou plusieurs organes par l'une ou l'autre de ces causes font naître la maladie. Cet état a pour principe un phénomène particulier nommé *congestion* qui consiste en un afflux de sang dans l'organe, siége de l'irritation.

La congestion est accompagnée de chaleur et de douleur, et, suivant la nature des tissus où elle siége, de gonflement et de rougeur plus ou moins considérables. Elle peut disparaître rapidement (délitescence) ou se terminer par une hémorrhagie à la surface ou dans les tissus des organes.

La stagnation prolongée du sang, la séparation et l'épanchement de son élément séreux en dehors des vaisseaux capillaires joints aux caractères assignés à la congestion constituent *l'inflammation*. Cette dernière peut être plus ou moins vive et d'une durée plus ou moins longue, d'où sa division en *aiguë* ou *chronique*.

L'état inflammatoire peut se terminer par la disparition graduée des phénomènes morbides (résolution), par la formation de matières purulentes, par la gangrène, l'induration, etc. Son état chronique s'accompagne souvent d'une lésion plus ou moins profonde des tissus qu'elle intéresse.

On reconnaît la maladie aux *symptômes* qu'elle présente, et l'on donne ce nom aux diverses modifications que le phénomène de la santé éprouve lorsqu'une maladie s'est déclarée.

La *fièvre* est un symptôme qui précède ou accompagne les maladies ; elle se reconnaît à l'accélération du pouls et de la respiration, à la rougeur des muqueuses apparentes, à l'augmentation de la chaleur de la peau ou à des frissons suivis de sueurs.

Nous avons cru ces généralités nécessaires afin de mieux faire comprendre ce que nous avons à dire sur les maladies.

Celles dont le cheval de troupe est le plus fréquemment atteint sont : des irritations des différents appareils d'organes ou leur inflammation, des contusions, des blessures et des affections contagieuses.

Maladies de l'appareil respiratoire.

Elles peuvent intéresser les cavités nasales (catarrhe)

a gorge (angine), les bronches (bronchite), les poumons et les plèvres (pneumonite et pleurite).

La *toux*, le *jetage*, une difficulté de respiration et l'agitation du flanc sont les symptômes qui caractérisent le plus généralement ces affections ; leurs causes peuvent être attribuées dans la plupart des cas à des arrêts brusques de transpiration.

Chez les jeunes chevaux, l'appareil respiratoire est très-impressionnable aux maladies. A leur arrivée au corps la *gourme* est celle qui les atteint le plus souvent. Cette affection est caractérisée par une vive inflammation des premières voies respiratoires ou digestives (arrière-bouche), par de la toux, un jetage blanchâtre, épais, abondant, et par une tendance remarquable à la production du *pus* sous forme de volumineux abcès se développant dans diverses régions du corps, notamment autour de la gorge.

Les vieux chevaux deviennent souvent *poussifs*, leur flanc est alors irrégulier et dans l'expiration, on observe un mouvement saccadé nommé *soubresaut*. Enfin, en été, lorsque la température est très-élevée, les chevaux peuvent être atteints subitement d'une *congestion pulmonaire* (coup de chaleur). Le cheval pris de chaleur s'arrête tout à coup, sa respiration devient très-pénible, du sang peut s'échapper par les naseaux, l'animal peut tomber et perdre même le sentiment.

Soins à donner. — Dès qu'un cheval tousse, bat du flanc, jette et perd l'appétit, il faut lui supprimer le foin et l'avoine, le mettre au barbotage tiède, le placer dans un endroit chaud, le couvrir et ne pas le sortir. On doit toujours supprimer le foin aux chevaux poussifs. Si un cheval est pris de chaleur, le cavalier doit mettre immédiatement pied à terre, le dessangler, le conduire dans un endroit frais et à l'ombre, lui lotionner la têt et surtout les naseaux avec de l'eau fraîche et le bou chonner ensuite vigoureusement.

Maladies de l'Appareil digestif.

Les maladies les plus fréquentes de l'appareil di- gestif sont l'irritation et la tuméfaction de la mu queuse de la bouche (lampas et dentition), les coli ques, la diarrhée et les affections vermineuses.

Le *lampas* est un boursouflement de la muqueus du palais qui dépasse le niveau de la table des incisi- ves supérieures. Le cheval qui en est atteint laisse so avoine, mais il mange son foin ou sa paille. Dans l travail de la dentition les gencives sont rouges et sen sibles, aussi la mastication est-elle pénible.

On appelle *coliques*, la manifestation des douleur qui ont leur siége dans les organes contenus le plu ordinairement dans l'abdomen. Elles peuvent consis ter en une congestion sur une portion de l'intestin, e une accumulation d'aliments (pelotes stercorales) dan les gros intestins, ou enfin, résulter d'une inflamma- tion de ces organes.

Le cheval qui a des coliques refuse de manger, s retire au bout de sa longe, puis gratte le sol, regard son flanc, se couche, se roule, et, si elles sont forte se débat violemment. Il se ballonne, les extrémités s refroidissent et la peau se couvre d'une sueur froide enfin, l'animal présente tous les signes d'une viv souffrance et, si cet état se prolonge, les phénomène nerveux ne tardent pas à se montrer. Les coliques s déclarent souvent au retour de l'abreuvoir, quand le chevaux ont bu avec trop d'avidité, ou bien encore la suite d'un repas copieux, d'un refroidissement ou de toute autre cause peu appréciable.

Certains chevaux tiqueurs se ballonnent pendant ou après le repas au point d'en éprouver une très-forte gêne et même des coliques.

Les premiers soins à donner aux chevaux atteints de coliques sont de les mettre à la diète complète d'aliments et de boissons, de les faire bouchonner vigoureusement sous le ventre; s'ils se roulent, de les promener bien couverts et, si l'on peut, de leur administrer un ou deux lavements en attendant d'autres soins.

La *diarrhée* est le rejet des résidus de la digestion sous forme liquide, elle s'annonce par des bruits dans l'abdomen (borborygmes, gargouillements) et souvent des coliques. Si elle persiste, elle amène la maigreur. Cette maladie est due le plus ordinairement, soit à de mauvaises digestions, soit à une ingestion trop abondante d'eau. On peut la combattre efficacement en supprimant simplement au cheval une partie de sa ration ou en ne le faisant boire que très-peu.

Quelquefois des vers se trouvent mêlés aux excréments, et ces parasites amènent ordinairement l'amaigrissement.

Au printemps, on remarque souvent au bord de l'anus des sortes de vers courts et renflés nommés *larves d'œstres*, ils incommodent rarement les chevaux.

Ces maladies exigent toujours un régime et un traitement que le vétérinaire seul peut indiquer.

Maladies de l'Appareil urinaire.

Les reins et la vessie sont quelquefois atteints de

maladies plus ou moins graves qui se manifestent aussi par des coliques, une sensibilité de la région des reins, des envies fréquentes d'uriner et l'émission en petite quantité d'une urine épaisse, parfois sanguinolente. Les coliques, dans ces cas, peuvent être dues à la plénitude de la vessie d'où le liquide ne peut pas s'échapper par la présence des matières sébacées, obstruant l'ouverture extérieure du canal de l'urèthre.

Dès qu'un cheval présente ces symptômes, il faut de suite lui faire nettoyer le fourreau et l'extrémité du pénis pour dégager l'entrée du canal de l'urèthre, le faire bouchonner sur la région des reins surtout et le tenir chaudement au moyen d'une couverture doublée.

Des Boiteries.

La marche peut devenir irrégulière par suite d'accidents, de blessures, de contusions ou d'altération des organes locomoteurs, on nomme ces affections *boiterie* ou *claudication*. Elles peuvent encore avoir pour causes le poser à faux et des glissades qui déterminent la boiterie particulière nommée *entorse*, *effort*, *écart*, *allonge*, etc. Au repos, le cheval boiteux s'appuie très-peu sur le membre malade, la même chose a lieu quand il se met en mouvement, et dans ce dernier cas, l'appui sur le membre sain succède très-vite au poser du membre malade.

Les boiteries des membres antérieurs s'accompagnent généralement d'un mouvement d'élévation de la tête et de l'encolure; celles des membres postérieurs provoquent, au contraire, l'abaissement de ces deux régions et l'élévation de la croupe quand le membre exécute son appui.

S'il existe une luxation de la rotule, accident assez fréquent chez les jeunes chevaux, on pourra la reconnaître à une tension et à une roideur de tout le membre qui se trouve allongé en arrière. L'appui se fera sur la face antérieure de la paroi, le membre ne pourra être fléchi et la rotule fera saillie en dehors de la région du grasset.

Dès qu'un cheval boite, il faut tout d'abord lui lever le pied du membre supposé boiteux et examiner si la sole ou la fourchette n'ont pas été traversées par un clou de rue ou tout autre corps pénétrant. Il faut encore s'assurer si une pierre ne s'est pas logée entre l'éponge et la fourchette, si cette exploration ne fait rien découvrir, il faut alors faire déferrer le cheval. Enfin, si après cette dernière opération on n'a rien trouvé dans le pied après l'avoir sondé, on examinera les rayons supérieurs du membre; dans tous les cas, on laissera le cheval au repos sur la litière.

Maladies du système nerveux.

Les affections les plus communes de cet appareil sont : le *vertige*, l'*immobilité*, le *tétanos* et la *paralysie partielle*.

Le cheval atteint de *vertige* perd souvent la vue subitement, il pousse au mur et, quand les accès le prennent, il se livre à des mouvements frénétiques tels qu'il peut se renverser et se fracturer les os de la tête ou de la colonne vertébrale. Dès qu'un cheval a le vertige, il faut le détacher, l'isoler dans une écurie, l'y laisser libre, et garnir, si on le peut, avec de la paille les râteliers et les murs; on pourra lui faire ensuite des ablutions d'eau froide sur la tête et y maintenir une éponge mouillée.

L'*immobilité* est caractérisée par le refus de reculer et l'expression égarée de la physionomie du cheval. Si on lui croise les membres l'un devant l'autre, il reste dans cette position fatigante. Il mange lentement, s'arrête souvent en conservant le foin entre les dents sans le broyer ; quand on veut le forcer à sortir de cette espèce de torpeur, il se livre à des mouvements désordonnés, et s'il est attelé ou monté, il s'emporte au point qu'on ne peut l'arrêter que difficilement.

Le cheval atteint d'immobilité sera séparé des autres.

Le *tétanos* est une contraction permanente des muscles d'une ou de plusieurs régions du corps caractérisée par une rigidité excessive des mâchoires (trismus), de l'encolure, de tout le corps et de la queue qui est portée droite. Les membres ne se meuvent que difficilement et tout d'une pièce, les naseaux sont très-dilatés, les yeux pirouettants et la respiration pénible et accélérée. Le corps se couvre bientôt de sueur si l'animal se livre à des mouvements qui sont toujours difficiles et douloureux. Cette affection peut se déclarer subitement chez les chevaux nerveux, irritables, à la suite d'un refroidissement, d'une opération ou d'un accident douloureux (castration, clou de rue, etc.).

Les chevaux atteints de *tétanos* seront placés dans les mêmes conditions d'isolement que ceux atteints de vertige.

Maladies des yeux.

Les maladies des yeux connues généralement sous

le nom *d'ophthalmie* sont l'*irritation de la conjonctive*, accompagnée de larmoiements et du gonflement des paupières, le *trouble des humeurs de l'œil*, la *fluxion périodique*, la *cataracte*, la *paralysie de la rétine* et des blessures à la cornée transparente pouvant déterminer des *taies*, *nuages*, etc.

Les ophthalmies proprement dites peuvent être occasionnées par des courants d'air ou, comme cela se voit fréquemment dans les pays chauds, par la réverbération trop vive du soleil sur un terrain sablonneux. Les blessures des paupières ou du globe de l'œil sont dues à des contusions ou au contact des corps étrangers.

Dès qu'un cheval a mal aux yeux, il faut ne pas l'exposer à une trop vive lumière, le mettre à l'abri des courants d'air et les lui bassiner soit avec de l'eau fraîche, soit avec de l'eau tiède. La première sera préférablement employée pour les contusions récentes.

Maladies de la peau.

La peau peut être altérée par des maladies particulières nommées *gale*, *dartres*, *éruptions* et par des *plaies ulcéreuses* (crevasses, malandres, solandres, etc.).

La *gale* est due à la présence d'un très-petit insecte (acare) qui, logé sous l'épiderme, détermine une démangeaison qui provoque les animaux à se gratter. Dans cette maladie les poils se hérissent, tombent, la peau devient rude, écailleuse et se couvre de petites vésicules pleines de sérosités. Quand ces petites ampoules se déchirent, le liquide s'épanche, agglutine les poils et l'animal, en se grattant, occasionne des plaies d'une cicatrisation difficile. La gale s'observe surtout à l'encolure, sur le corps et à la queue.

Le cheval atteint de cette maladie sera isolé immédiatement et savonné fréquemment sur toutes les régions malades. On emploiera de préférence le savon noir.

Les *dartres* sont des dépilations partielles de la peau, avec apparition de petites vésicules; elles sont souvent le résultat de l'appauvrissement des animaux ou la suite de privations prolongées. On les remarque fréquemment sur les jeunes chevaux après leur changement de nourriture. Comme pour la gale, les animaux dartreux doivent être mis à part et lavés plusieurs fois au savon noir.

La gale et les dartres résultent aussi fort souvent du défaut de soins et de propreté.

On appelle éruption, l'apparition sur la peau de boutons en plus ou moins grand nombre et plus ou moins gros qui peuvent disparaître au bout de quelques jours échauboulure) ou s'abcéder.

Avant le traitement, ces chevaux seront mis d'urgence à la paille et au barbotage.

Des Blessures.

On appelle blessures toutes les lésions de la peau avec ou sans plaies occasionnées le plus ordinairement par une cause extérieure (coups, contusions, excoriations, déchirures, par des corps pénétrants, piquants ou tranchants). Ces affections peuvent être plus ou moins graves suivant la région blessée et leur profondeur.

Les blessures par contusion les plus graves sont celles qui ont leur siége sur les saillies osseuses comme à la nuque, au garrot, sur les reins et sur l'extrémité inférieure des membres. Quelques unes sont dues à une pression continue du harnachement et peuvent déterminer des lésions profondes d'une guérison très-difficile (mal de taupe, de garrot, etc.).

Les blessures des membres qui intéressent les os et les articulations sont toujours graves, il en est de même de celles qui résultent de la pénétration d'un projectile ou de tout autre corps pénétrant.

Si un cheval est blessé par le harnachement, il faut soustraire immédiatement la partie lésée à toute espèce de compression et éviter de le harnacher jusqu'à parfaite guérison.

Les lotions à l'eau froide ou des bains d'eau courante sont les premiers soins que réclament toutes les blessures. En route, on peut efficacement éviter les complications du mal de garrot et du dos en comprimant la partie malade avec des touffes de gazon frais tournées du côté où il y a de la terre et maintenues à l'aide du surfaix. On peut aussi se servir de l'éponge ou de compresses mouillées.

Maladies du pied.

Ces maladies sont : la *fourbure*, le *javart encorné*, la *fourchette échauffée*, le *crapaud*, le *clou de rue*, la *seime*, la *bleime*, le *resserrement du talon*, l'*encastelure*.

Celles dues à la ferrure sont la *piqûre*, l'*enclouure*, *les coups de boutoir*, la *brûlure de la sole*, etc.

La *fourbure* est l'afflux du sang en plus grande quantité dans les vaisseaux du pied occasionnant sous la corne une compression très-douloureuse des tissus vivants.

Cette affection peut être causée par des marches forcées à des allures vives et longtemps soutenues sur un terrain dur. Elle se déclare souvent en été et peut résulter également d'un séjour trop prolongé à l'écurie, coïncidant avec une alimentation trop riche en avoine ou en orge. On la remarque le plus souvent dans les pieds antérieurs.

Ses principaux symptômes sont l'extension forcée des membres en avant, un appui très-douloureux s'exécutant sur les talons, la chaleur excessive du sabot et de la couronne, une hésitation très-grande qu'a l'animal pour se mettre en mouvement, accompagnée de piétinements et du rejet de la masse du corps en arrière (fourbure des membres antérieurs).

Dans la fourbure des membres postérieurs la masse du corps est projetée en avant.

Aussitôt qu'un cheval tombe fourbu, il faut, si on le peut, le placer dans une eau courante jusqu'au-dessus des genoux ; à défaut d'eau courante, lui entourer le sabot de linge mouillé ou de cataplasmes de terre glaise ou de son imbibé d'eau froide. On pourra combiner ces soins avec des frictions sèches sur les membres; enfin, on le mettra à la diète ou au régime blanc.

On donne le nom de *javart* à une sorte de furoncle siégeant sur les membres, qui est accompagné d'une très-vive douleur et se termine souvent par une fistule. Quand cette affection a son siége sous la corne, elle se nomme *javart encorné* (1); elle détermine alors un décollement de la paroi, le plus ordinairement en quartiers, et on voit le pus apparaître à la couronne.

(1) On a donné le nom de *javart cartilagineux* à la carie partielle du fibro-cartilage latéral de l'os du pied (cette affection est rare dans l'armée).

Les causes ordinaires de cette sorte de javart sont les chocs extérieurs sur la paroi, des fissures à la corne, la piqûre, l'enclouure, etc. Son traitement exige une opération toute du ressort du vétérinaire et du maréchal; avant leur arrivée il faudra tenir le cheval sur la litière.

La fourchette *échauffée* ou *pourrie* se reconnaît au suintement d'une matière grisâtre, épaisse et fétide qui apparaît dans les lacunes de cette portion du sabot qu'elle ramollit par la macération. Elle est due le plus ordinairement au séjour trop prolongé du pied sur une litière trop imprégnée d'urine; elle peut également résulter d'une trop grande sécheresse de la corne de la fourchette dont les fonctions se font mal.

Dès qu'on s'aperçoit de cette affection, il faut curer les pieds du cheval, le mettre sur une litière sèche et enduire la fourchette d'un corps desséchant (*goudron égyptiac, etc.*)

Le *crapaud* est une affection analogue à la précédente qui envahit sur une plus grande surface, et à une plus grande profondeur, le dessous du pied. Cette maladie est grave, elle réclame des soins particuliers; en attendant on tiendra le pied, autant que possible, dans un grand état de propreté.

Le *clou de rue* est une pénétration, à la face inférieure du pied, d'un clou ou de tout autre corps qui peut blesser les parties vives, cet accident est d'autant plus grave que le corps pointu s'enfonce plus profondément au niveau du corps de la fourchette.

Lorsqu'un cheval a le pied ainsi traversé, il faut aussitôt retirer le clou et le conserver pour le présenter au vétérinaire; en attendant on mettra le pied dans l'eau.

Les *seimes* sont des fentes verticales de la paroi, soit en pince, soit en quartiers, on les dit incomplètes quand les premières couches de la corne sont seules intéressées, et complètes quand la fente se prolonge jusqu'aux tissus vivants. Dans ce dernier cas, elles deviennent saignantes pendant la marche.

Les seimes en quartiers, les plus fréquentes, indiquent presque toujours le peu d'épaisseur, la sécheresse et la faiblesse de la corne dans ces parties.

On aura soin de bien graisser les sabots sujets aux seimes.

On appelle *bleime* une meurtrissure de la sole en talons occasionnée par une mauvaise ferrure, ou par la compression de corps étrangers logés entre l'éponge du fer et la corne. Les pieds à talons bas ou resserrés sont les plus exposés à ces accidents. On distingue des bleimes sèches et suppurées, ces dernières sont plus graves et nécessitent toujours une opération.

On nomme *resserrement des talons* le rapprochement trop prononcé de ces parties qui s'entre-croiseut quelquefois; quand ce défaut intéresse les quartiers, on l'appelle *encastelure* (1). Dans l'un et l'autre cas la fourchette est souvent atrophiée.

C'est par la compression que ce resserrement exerce sur les tissus sous-cornés que ces affections gênent ou rendent l'appui plus ou moins douloureux. Elles sont graves en raison de la grande difficulté qu'on éprouve souvent à élargir les talons et les quartiers. On devra toujours tenir gras ces pieds pour aider aux bons résultats du traitement et de la ferrure.

La *piqûre* et l'*enclouure* sont des accidents qui résul-

(1) On ne l'observe que sur les pieds antérieurs.

tent de la pénétration de la pointe d'un clou dans les tissus vivants pendant que le maréchal attache le fer. Si l'ouvrier s'en aperçoit et qu'il retire le clou, l'accident est simple, mais si, après avoir intéressé la chair cannelée, le clou sort un peu haut et reste rivé à la paroi, la piqûre devient alors une enclouure. Ce dernier accident exige que l'on fasse déferrer immédiatement le cheval et qu'on lui mette le pied dans l'eau.

Il arrive quelquefois qu'en parant le pied, le boutoir du maréchal pénètre trop profondément dans la corne, ou bien encore que le fer appliqué trop chaud brûle la sole.

Le premier accident est peu grave, généralement, et peut céder à un traitement simple. Le second, au contraire, se complique souvent de désordres dans le pied et il exige des soins tout particuliers.

Des moyens de contrainte.

Pour obtenir le calme et l'immobilité des chevaux que l'on ferre et auxquels on fait subir une opération, on se sert du *licol de force*, du *caveçon*, du *tord-nez*, des *plates-longes*, du *trousse-pied*, etc.

Parmi ces moyens, les uns ont pour but d'occuper le cheval à la forge ou pendant qu'on l'opère, les autres sont destinés à fixer les membres pour mettre le vétérinaire et le maréchal à l'abri des coups de pied. Il faudra user modérément des premiers et n'y avoir recours qu'à la dernière extrémité, les caresses et la parole ont plus souvent raison des défenses de l'animal que les moyens de rigueur. Les méthodes conseillée, par MM. Balassa et Thauman en sont la preuve.

Des maladies contagieuses.

Ces maladies sont ainsi nommées parce qu'elles se transmettent d'un cheval à l'autre, et que plusieurs d'entre elles peuvent aussi se communiquer à l'homme. Les principales sont: la *morve*, le *farcin*, le *charbon*, auxquelles il faut ajouter la *gale* et les *dartres* dont nous avons déjà parlé.

La *morve*, affection encore incurable, a pour symptômes saillants :

1° Un jetage épais, verdâtre, gluant, adhérant aux ailes du nez et s'écoulant par un ou les deux naseaux ;

2° La présence dans l'auge de glandes dures, sensibles et collées à la peau ou à l'os maxillaire ;

3° L'éruption sur la membrane nasale (*pituitaire*) de pustules qui en s'ouvrant donnent naissance à des ulcérations nommées *chancres*.

La présence d'un seul des symptômes que nous venons d'énumérer suffit pour faire déclarer un cheval *suspect* de morve.

Nous ajouterons qu'il a été confirmé, dans ces derniers temps, que la *gourme* pouvait aussi se transmettre.

Le *farcin* se reconnaît à l'apparition à la peau de boutons plus ou moins gros s'abcédant très-vite et se reliant ensemble par des sortes de cordes (1). Il peut encore affecter la forme de tumeur et d'engorgement. Cette maladie, qui est voisine de la morve, est toujours fort grave.

Le *charbon* est caractérisé par l'apparition sur diffé-

(1) Vaisseaux lymphatiques engorgés.

rentes parties du corps (1) de tumeurs chaudes, douloureuses, de formes variées qui augmentent rapidement de volume et sont accompagnées d'une fièvre intense.

Cette maladie, qui se termine souvent par la mort, a pour causes ordinaires les chaleurs élevées, un travail forcé, ou bien encore une alimentation mauvaise et des logements insalubres.

Dès qu'un cheval est atteint d'une maladie contagieuse, il faut de suite l'isoler dans une écurie particulière et le faire soigner par un cavalier que l'on exemptera de tout service et qui emploiera toujours les mêmes effets de pansage.

La place que vient de quitter le cheval atteint de maladie contagieuse doit être immédiatement lavée à l'eau chaude et blanchie ensuite à la chaux.

Des vices rédhibitoires.

Une loi, promulguée le 20 mai 1838, a fixé les vices rédhibitoires qui peuvent annuler la vente des chevaux et les délais pendant lesquels l'acquéreur peut exercer son recours contre le vendeur.

Ces vices sont :

LA FLUXION PÉRIODIQUE DES YEUX.

L'ÉPILEPSIE OU LE MAL CADUC.

LA MORVE.

LE FARCIN.

LES MALADIES ANCIENNES DE POITRINE, OU VIEILLES COURBATURES.

L'IMMOBILITÉ.

(1) Plus particulièrement au poitrail, aux aines et à la langue (glossanthrax).

La pousse.
Le cornage chronique.
Le tic sans usure des dents.
Les hernies inguinales intermittentes.
La boiterie intermittente pour cause de vieux mal.

Les délais pour exercer l'action en garantie sont, non compris celui de la livraison, de trente jours pour la fluxion périodique et l'épilepsie et de neuf jours pour tous les autres cas.

FIN

TABLE DES MATIÈRES.

DEUXIÈME PARTIE.

TROISIÈME PARTIE.

QUATRIÈME PARTIE.

CINQUIÈME PARTIE.

FIN DE LA TABLE.

1. Lèvres.
2. Bout du nez.
3. Chanfrein.
4. Front.
5. Salières.
6. Toupet.
7. Oreilles.
8. Ganache.
9. Joue.
10. Naseau.
11. Nuque.
11'. Gorge.
12. Parotides.
13. Encolure.
13'. Crinière.
14. Gouttière de la jugulaire.
15. Poitrail.
16. Garrot.
17. Dos.
18. Côtes.
19. Passage des sangles.
20. Reins.
21. Croupe.
22. Queue.
23. Anus.
24. Flancs.
25. Ventre.

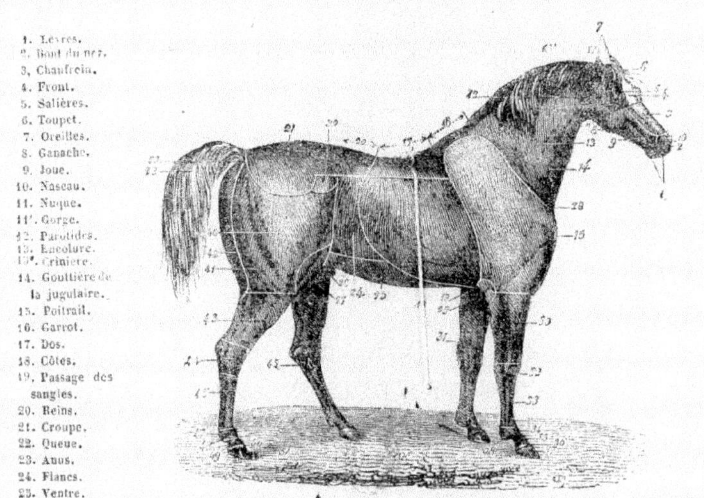

26. Fourreau.
27. Testicules.
28. Épaules et bras.
29. Coude.
30. Avant-bras.
31. Châtaigne.
32. Genou.
33. Canon.
34. Boulet.
35. Paturon.
36. Couronne.
37. Pied.
38. Ergot et fanon.
39. Hanche.
40. Cuisse.
41. Grasset.
42. Fesse.
43. Jambe.
44. Jarret.
45. Châtaigne.
46. Canon.
47. Boulet.
48. Ergot et fanon.
49. Paturon.
50. Couronne.
51. Pied.

LE COLONEL, *étalon anglais.*

NC

de

NC

A LA MÊME LIBRAIRIE :

NOUVEAU DICTIONNAIRE LEXICOGRAPHIQUE ET DESCRIPTIF DES SCIENCES MÉDICALES ET VÉTÉRINAIRES, comprenant l'Anatomie, la Physiologie, la Pathologie générale, la Pathologie spéciale, l'Hygiène, la Thérapeutique, la Pharmacologie, l'Obstétrique, les Opérations chirurgicales, la Médecine légale, la Toxicologie et les Sciences accessoires, avec planches intercalées dans le texte ; par MM. RAIGE-DELORME, D. M., bibliothécaire à la Faculté de médecine de Paris, ex-rédacteur en chef des *Archives générales de médecine;* CH. DAREMBERG, D. M., bibliothécaire à la Bibliothèque Mazarine et bibliothécaire honoraire de l'Académie impériale de médecine; H. BOULEY, professeur de clinique et de chirurgie à l'École vétérinaire d'Alfort, secrétaire général de la Société impériale et centrale de médecine vétérinaire; le docteur J. MIGNON, chirurgien de l'hôpital d'Orléans, ancien chef de service à l'École vétérinaire d'Alfort, membre de la Société impériale et centrale de médecine vétérinaire, avec la collaboration de M. CH. LAMY, pour la partie chimique.

UN TRÈS-FORT VOLUME GRAND IN-8

de 1450 pages à deux colonnes, texte compacte avec figures intercalées et contenant la matière de 10 vol. in-8. — 1863.

PRIX RENDU *franc de port* dans toute la France.	Broché.................	18 fr. »
	Cartonné à l'anglaise...	19 fr. 50
	Relié, dos en maroquin.	20 fr. 50

NOUVEAU DICTIONNAIRE PRATIQUE DE MÉDECINE, DE CHIRURGIE ET D'HYGIÈNE VÉTÉRINAIRES, publié avec la collaboration d'une Société de professeurs vétérinaires et de vétérinaires praticiens, par MM. H. BOULEY et REYNAL, professeurs à l'École impériale vétérinaire d'Alfort, membres de l'Académie impériale de médecine, etc., etc.

Mode de publication.

LE NOUVEAU DICTIONNAIRE PRATIQUE DE MÉDECINE, DE CHIRUR-

GIE ET D'HYGIÈNE VÉTÉRINAIRES se composera d'environ 12 forts volumes in-8, qui paraîtront successivement. — Prix de chaque volume.. 7 fr. 50

Les sept premiers volumes sont en vente. Le huitième est sous presse.

AGENDA FORMULAIRE du Vétérinaire praticien pour 1863, contenant : 1° Petit Dictionnaire de pathologie, matière médicale et posologie ; 2° Considérations générales sur la préparation des médicaments ; 3° Revue de matière médicale et pharmaceutique, rédigée par M. CLÉMENT, chef de service de chimie à l'École d'Alfort, précédé d'un calendrier à deux jours par page, sur lequel on peut inscrire ses visites et prendre des notes, et suivi d'un certain nombre de modèles, de rapports et certificats, et de divers renseignements utiles.

Prix, franc de port dans toute la France et l'Algérie.

Cartonné à l'anglaise.................................. 2 fr. »
Arrangé de façon à pouvoir être mis dans une trousse ou portefeuille.................................. 2 fr. »
Relié en portefeuille, avec patte et crayon.............. 3 fr. 75
L'Agenda dans un beau portefeuille en chagrin.......... 6 fr. »

NOTA. Cet Agenda paraît en décembre de chaque année et sert pour l'année suivante.

BÉCLARD (d'Angers), ancien professeur à la Faculté de médecine de Paris. — ÉLÉMENTS D'ANATOMIE GÉNÉRALE. Description de tous les tissus ou systèmes organiques qui composent le corps humain. 4e édition, revue et augmentée de nombreuses additions, avec figures intercalées dans le texte, par M. JULES BÉCLARD, professeur agrégé à la Faculté de médecine de Paris. 1 fort vol. in-8, 1863. — Prix.................................... 10 fr.

BÉCLARD (Jules), professeur agrégé à la Faculté de médecine de Paris. — TRAITÉ ÉLÉMENTAIRE DE PHYSIOLOGIE HUMAINE, comprenant les principales notions de la physiologie comparée. 4e édition, revue, corrigée et considérablement augmentée. 1 très-fort volume grand in-8° de 1200 pages, avec 230 figures intercalées dans le texte, 1862. — Prix : broché, 14 fr.; cartonné à l'anglaise. 15 fr.

Cette quatrième édition se distingue des précédentes par de nombreuses additions, par un grand nombre de figures nouvelles, et par une bibliographie très-complète des ouvrages ou mémoires publiés en France ou à l'étranger sur les diverses parties de la physiologie. Ces indications bibliographiques annexées à la fin de chacun des chapitres de l'ouvrage comprennent plus de 100 pages en petit texte.

BELLAMY, vétérinaire du département d'Ille-et-Vilaine et professeur à l'École d'agriculture de Rennes. — LA VACHE BRETONNE, utile au riche, Providence du pauvre. In-12. 1857. — Prix..... 2 fr. 50

BIBLIOTHÈQUE VÉTÉRINAIRE, ou COLLECTION DES PRINCIPAUX MÉMOIRES publiés sur les différentes branches de la médecine vétérinaire, depuis les temps les plus reculés jusqu'à nos jours. 1 vol. in-8°, publié dans les années 1849 à 1852 du *Recueil de médecine vétérinaire*, et contenant les Mémoires de FLANDIN (1790 et 1793), NUMAN (1834 et 1817), GILBERT (1795 et 1796), VIBORG (1788 et 1792), W. YOUATT (1846), LAFOSSE (1754, 1756 et 1788), W. MOORCROFT (1800). — Prix.................................. 6 fr.

BOUCHARDAT, Formulaire vétérinaire, contenant le mode d'action, l'emploi et les doses des médicaments simples et composés prescrits aux animaux domestiques par les médecins vétérinaires français et étrangers. 1861. 1 vol. in-18, 2e édit. — Prix.... 4 fr. 50

BOULEY (H.), professeur de clinique et de chirurgie à l'École vétérinaire d'Alfort, secrétaire général de la Société impériale et centrale de médecine vétérinaire. — TRAITÉ DE L'ORGANISATION DU PIED DE CHEVAL, comprenant l'étude de la structure, des fonctions et des maladies de cet organe (1re partie : Anatomie et Physiologie). Accompagné d'un atlas de 34 planches dessinées et lithographiées d'après nature, par ED. POCHET. Prix : Figures noires, 10 fr. Figures coloriées.................................... 16 fr.

BOULEY (H.). — DE LA PÉRIPNEUMONIE ÉPIZOOTIQUE DU GROS BÉTAIL. Rapport général des travaux de la commission scientifique instituée près le Ministère de l'agriculture, du commerce et des travaux publics, rédigé par M. le professeur A. BOULEY. In-8°, 1854. — Prix.................................... 2 fr. 50

CHARLIER, vétérinaire de la Compagnie impériale des voitures de Paris. — DES INDIGESTIONS GAZEUSES DU CHEVAL et de l'efficacité du cœcum comme moyen curatif. In-8°, 1859............ 50 c.

CHARLIER. — DE LA CASTRATION DES VACHES. In-8° de 90 pages. 1855.. 1 fr. 25

DELAFOND, directeur de l'École d'Alfort. — TRAITÉ SUR LA POLICE SANITAIRE DES ANIMAUX DOMESTIQUES. — Cet ouvrage est épuisé.

DELAFOND. — TRAITÉ DE PATHOLOGIE GÉNÉRALE COMPARÉE DES ANIMAUX DOMESTIQUES. 2e édition, revue, corrigée et considérablement augmentée. 1 vol. in-8°, 1855.................. 8 fr.

DELAFOND. — TRAITÉ DE THÉRAPEUTIQUE GÉNÉRALE COMPARÉE DES ANIMAUX DOMESTIQUES. — Cet ouvrage est épuisé.

DELAFOND. — TRAITÉ SUR LA MALADIE DE SANG DES BÊTES A LAINE, suivi de l'Étude comparée de cette affection avec la fièvre charbonneuse, l'empoisonnement par les végétaux vénéneux et la maladie rouge. 1 vol. in-8°, 1843. — Prix .... 2 fr. 50

DELAFOND. — TRAITÉ SUR LA MALADIE DE POITRINE DU GROS BÉTAIL, connue sous le nom de *péripneumonie contagieuse*. Paris, 1844. 1 vol. in-8°, avec une planche. — Prix............ 4 fr.

DELAFOND. — TRAITÉ SUR LA MALADIE DE SANG DES BÊTES BOVINES, suivi de l'étude comparée de cette affection avec l'entérite suraiguë et la fièvre charbonneuse. 1 vol. in-8°, 1848. — Prix.. 3 fr. 50

DELAFOND. — PROGRÈS AGRICOLE ET AMÉLIORATION DU GROS BÉTAIL DE LA NIÈVRE; caractères et qualités de la race bovine charolaise; moyens et importance de reproduire, perfectionner, multiplier et conserver pure cette précieuse race nationale; avantages et inconvénients de son croisement avec le taureau anglais de Durham. In-8°, 1846. — Prix.................................... 3 fr.

DELAFOND. — TRAITÉ SUR LA POURRITURE ou Cachexie aqueuse des bêtes à laine. In-8°, 1854. — Prix...................... 1 fr. 25

DELAFOND ET LASSAIGNE, professeurs à l'École vétérinaire d'Alfort. — TRAITÉ DE MATIÈRE MÉDICALE ET DE PHARMACIE VÉTÉRINAIRE, THÉORIQUE ET PRATIQUE. 2e édit., revue, corrigée et augmentée d'un choix de FORMULES publiées à l'étranger. 1 fort vol. in-8° de 844 pages, avec des figures intercalées dans le texte. 1853. — Prix.. 9 fr.

Cet ouvrage comprend toutes les notions théoriques et pratiques sur la matière médicale et la pharmacie appliquée à la médecine des animaux domestiques; il fournit sans contredit les éléments de ces deux branches médicales, telles qu'elles sont enseignées dans les Écoles vétérinaires.

DELWART, professeur de pathologie et de clinique à l'École royale vétérinaire de Cureghem-lez-Bruxelles. — TRAITÉ DE MÉDECINE VÉTÉRINAIRE PRATIQUE. 3 vol. grand in-8°, 1850-53. — Prix. 36 fr.

DICTIONNAIRE USUEL DE CHIRURGIE ET DE MÉDECINE VÉTÉRINAIRES, manuel pratique où l'on trouve exposés avec clarté et dans un langage à la portée de tout le monde : 1° tout ce qui regarde l'Histoire naturelle, la propagation, l'entretien et la conservation des animaux domestiques; 2° la description de toutes les maladies auxquelles ces animaux sont sujets; 3° les moyens de les traiter de la manière la plus efficace et la plus économique; 4° la législation vétérinaire, rédigé par M. BEUGNOT, ancien chef de service à l'École vétérinaire d'Alfort, d'après les travaux de BOURGELAT, VITET, HUZARD, CHABERT, CHAUMONTEL, GOHIER, FLANDRIN, FROMAGE, DUPUY, GIRARD, V. YVART, MOIROUD, GROGNIER, BERNARD, VATEL, HURTREL-D'ARBOVAL, etc. *Nouvelle édition*, revue, corrigée et mise au courant de la science, d'après les travaux les plus récents des professeurs et praticiens français et étrangers de l'époque. 2 forts vol. grand in-8° à 2 col. 1859. — Prix................ 18 fr.

Cet ouvrage est nécessaire aux propriétaires, aux fermiers, aux cultivateurs, aux officiers de cavalerie, aux maréchaux-ferrants et aux vétérinaires.

NOTA. — Toute personne qui fait l'acquisition de ce *Dictionnaire* a droit à recevoir *gratuitement* le TRAITÉ ÉLÉMENTAIRE DE MATIÈRE MÉDICALE ou de PHARMACIE VÉTÉRINAIRE, suivi d'un Formulaire pharmaceutique raisonné, par MOIROUD, ex-directeur de l'Ecole vétérinaire de Toulouse; 2e édition. 1 fort vol. in-8o, dont le prix est de 6 fr. lorsqu'on l'achète séparément.

GOURDON, docteur en médecine, chef des travaux d'anatomie et de chirurgie à l'École impériale vétérinaire de Toulouse. — ÉLÉMENTS DE CHIRURGIE VÉTÉRINAIRE. 2 forts vol. in-8o, accompagnés d'un grand nombre de figures intercalées dans le texte. 1855-1857. — Prix.. 21 fr.

GOURDON. — TRAITÉ DE LA CASTRATION DES ANIMAUX DOMESTIQUES. 1 vol. in-8o de 550 pages, avec figures intercalées dans le texte. 1860. — Prix.. 6 fr. 50

LEBAS ET LELONG. — Pharmacie vétérinaire, chimique, théorique et pratique, 6e édition, 1 vol. in-8o, 1844. — Prix........ 5 fr. 50

LECOQ, directeur de l'École vétérinaire de Lyon. — TRAITÉ DE L'EXTÉRIEUR DU CHEVAL ET DES PRINCIPAUX ANIMAUX DOMESTIQUES. 3e édition, ornée de 155 figures intercalées dans le texte. 1 beau volume in-8o, 1855. — Prix............................ 9 fr.

MAGNE, directeur à l'École vétérinaire d'Alfort. — HYGIÈNE VÉTÉRINAIRE APPLIQUÉE. Étude de nos races d'*animaux domestiques* et des moyens de les améliorer, suivie des Règles relatives à l'entretien, à la multiplication, à l'élevage du CHEVAL, de l'ANE, du MULET, du BŒUF, du MOUTON, de la CHÈVRE et du PORC. 2e édition, revue, corrigée et considérablement augmentée, accompagnée de figures intercalées dans le texte, et la plupart représentant des animaux domestiques. 2 forts vol. in-8o, 1857. — Prix............ 16 fr.

NOTA. On vend séparément :

1o Étude du Cheval, de l'Ane et du Mulet, précédée de Considérations sur l'amélioration de tous les animaux domestiques. 1 vol. in-8o. — Prix .... 8 fr.
2o Étude du Bœuf. 1 vol. in-8o. — Prix.................. 5 fr.
3o Etude du Mouton, de la Chèvre et du Porc. 1 vol. in-8o. — Prix.. 5 fr.
4o Etude du Porc. 1 vol. in-8o. — Prix................... 2 fr.

MAGNE. — TRAITÉ D'AGRICULTURE PRATIQUE ET D'HYGIÈNE VÉTÉRINAIRE GÉNÉRALE. 3e édition augmentée et refondue. 3 volumes grand in-18, avec des figures intercalées dans le texte. 1859. — Prix .... 12 fr.

MARIAGE. — GUÉRISON INFAILLIBLE DANS TOUS LES CAS DU JAVART

CARTILAGINEUX (vulgairement appelé *javart encorné*), en quinze jours sans opération. 1 vol. in-18. 1847. — Prix.......... 6 fr.

MÉMOIRES DE LA SOCIÉTÉ IMPÉRIALE ET CENTRALE DE MÉDECINE VÉTÉRINAIRE.

TOME I, de 536 pages, contenant les meilleurs travaux envoyés par le Concours de 1846 sur la Statistique des animaux domestiques de la France, FIXÉ AU PRIX DE REVIENT. — Prix.... 3 fr. 50

TOME II, de près de 700 pages, contenant divers travaux : 1° sur la péripneumonie ; 2° sur la fluxion périodique des chevaux ; 3° sur le traitement des exomphales des poulains; 4° sur la castration des chevaux ; 5° des races chevalines dans les divers départements. — Prix...................................... 5 fr.

TOME III, de 630 pages, contenant divers mémoires ayant trait aux animaux domestiques de l'Algérie, à leur hygiène, à leurs maladies, etc. — Prix................................... 5 fr.

TOME IV, de 600 pages, contenant divers mémoires sur l'éléphantiasis du bœuf ; sur la contagion volatile du charbon ; sur la fièvre pestilentielle des oiseaux de basse-cour; sur la consanguinité ; sur les viandes de boucherie ; sur la police sanitaire du département de l'Oise ; sur l'obstétrique; enfin plusieurs travaux de médecine et de chirurgie pratique d'un grand intérêt. — Prix, 5 fr.

TOME V, contenant divers mémoires sur la parturition, l'obstétrique, la production du cheval de luxe dans le département de l'Orne ; sur les ressources chevalines de l'est de l'Algérie, du sang chez l'espèce bovine, du furoncle gangréneux ; sur les causes et moyens préservatifs de l'avortement; sur le bistournage des solipèdes ; publiés en 1861.......................... 5 fr.

MIGNON (J.). — QUELQUES RÉFLEXIONS SUR LA MÉCANIQUE ANIMALE appliquée au cheval. In-8°. 1841..................... 1 fr. 50

MIGNON. — DU COWPOX OU VACCINE PRIMITIVE. Grand in-8°. Paris. 1848... 2 fr.

MILES (William). — PETIT TRAITÉ DE LA FERRURE DU CHEVAL, traduit de l'anglais, sur la deuxième édition, par le docteur Guyton, ancien interne des hôpitaux de Paris. 1 vol. grand in-18 avec planches. 1861. — Prix.......................... 1 fr. 50

MOIROUD, ex-directeur de l'École vétérinaire de Toulouse. — TRAITÉ ÉLÉMENTAIRE DE MATIÈRE MÉDICALE ou de PHARMACOLOGIE VÉTÉRINAIRE, suivi d'un Formulaire pharmaceutique raisonné, 2e édition. 1843....................................... 6 fr.

ORFILA. — ÉLÉMENTS DE CHIMIE appliquée à la médecine et aux arts. 8e édition. 2 forts vol. in-8°, avec planches. 1851........ 17 fr.

PRADAL (Amédée). — TRAITÉ DES MALADIES DU PORC, leurs symptômes, leurs causes avec l'indication des procédés opératoires, des moyens de les guérir et de les prévenir. 1 vol. in-8°, 1848. — Prix.. 4 fr.

RAINARD. — TRAITÉ COMPLET DE LA PARTURITION DES PRINCIPALES

FEMELLES DOMESTIQUES, suivi d'un Traité des maladies propres aux femelles et aux jeunes animaux. 2 vol. in-8°. 1845........ 12 fr.

RENAULT, inspecteur général des écoles vétérinaires de France.. — TRAITÉ DU JAVART CARTILAGINEUX. 1 vol. in-8°. fig. 1831. — Prix .... 3 fr.

RENAULT. — GANGRÈNE TRAUMATIQUE, mémoires et observations cliniques sur une de ses causes les plus fréquentes dans les animaux domestiques. In-8°. 1840. — Prix........................ 2 fr. 50

RIGOT. — ANATOMIE DES RÉGIONS DU CHEVAL, considérée spécialement dans ses rapports avec la chirurgie et la médecine opératoire. 1828, 1 vol. in-folio, avec 6 belles planches. — Prix...... 5 fr

RIGOT et LAVOCAT. — TRAITÉ COMPLET DE L'ANATOMIE DES ANIMAUX DOMESTIQUES, divisé en 6 livraisons.

Les quatre premières livraisons, comprenant la SYNDESMOLOGIE, l'OSTÉOLOGIE, la MYOLOGIE, et l'ANGÉIOLOGIE (1re partie) ; par feu RIGOT, professeur d'anatomie et de physiologie à l'École royale vétérinaire d'Alfort. Les livraisons 5 et 6 comprenant l'ANGÉIOLOGIE (2e partie), la NÉVROLOGIE, la SPLANCHNOLOGIE, les APPAREILS DES SENS et l'OVOLOGIE, par A. LAVOCAT, professeur d'anatomie et de physiologie à l'École impériale vétérinaire de Toulouse, 6 parties in-8°, 1840-1848.. 24 fr.

PRIX DE CHAQUE LIVRAISON :

La SYNDESMOLOGIE..	3 fr. 50	L'ANGÉIOLOGIE (deuxième partie) et la NÉVROLOGIE.....	4 fr. »
L'OSTÉOLOGIE.......	3 50	La SPLANCHNOLOGIE, les APPAREILS DES SENS, et l'OVOLOGIE........	7 »
La MYOLOGIE	3 »		
L'ANGÉIOLOGIE (première partie)......	3 »		

RIQUET, médecin vétérinaire principal en retraite. — MÉMOIRE SUR L'APPLICATION DU SYSTÈME BAREY. In-8°, avec figures. 1861. — Prix.. 1 fr. 25

RODET (H. J. A.), professeur à l'École impériale vétérinaire de Lyon. — LEÇONS DE BOTANIQUE ÉLÉMENTAIRE, comprenant la phytotomie, l'organographie, la physiologie, la géographie, la pathologie et la taxonomie des plantes. 2e édition. 1 vol. in-8°, avec un grand nombre de figures intercalées dans le texte. 1869. — Prix.. 7 fr.

RODET (H. J. A.). — BOTANIQUE AGRICOLE ET MÉDICALE, ou Études des plantes qui intéressent principalement les vétérinaires et les agriculteurs et suivie d'une Méthode dichotomique ayant pour but de conduire au nom de ces plantes. 1 vol. in-8° de 858 pages, avec 328 figures intercalées dans le texte. 1857. — Prix....... 12 fr.

SAINT-CYR, chef de service à l'École vétérinaire de Lyon. — RECHERCHES ANATOMIQUES, PHYSIOLOGIQUES ET CLINIQUES SUR LA PLEU-

RÉSIE DU CHEVAL. In-12. 1860. Prix .... 2 fr. 25

SANSON (A.), secrétaire-adjoint de la Société impériale et centrale de médecine vétérinaire. — DE LA DIATHÈSE TYPHOIDE DU CHEVAL ET DE SES MANIFESTATIONS ORDINAIRES DANS L'ARMÉE. In-8°. 1856. — Prix.. 1 fr. 80

SANSON (A.) — LES MISSIONNAIRES DU PROGRÈS AGRICOLE (organisation économique de la médecine vétérinaire). 1 vol. in-18. 1858. — Prix.. 3 fr. 50

SANSON (A). — LE MEILLEUR PRÉSERVATIF DE LA RAGE, étude de la physionomie des chats et des chiens, lésions, causes, degré de contagion du virus; remèdes antirabiques. 1 vol. in-12, 1860. 1 fr.

SERRES, chef de service à l'École vétérinaire de Toulouse. — GUIDE HYGIÉNIQUE et CHIRURGICAL POUR LA CASTRATION et le BISTOURNAGE du cheval, du taureau, de la vache, du bélier et du verrat. 1 vol. grand in-8° de 550 pages, avec des figures intercalées dans le texte. 1861. — Prix.................................. 4 fr. 50

TISSERANT, professeur à l'Ecole vétérinaire de Lyon. — GUIDE DES PROPRIÉTAIRES et des CULTIVATEURS dans le choix, l'entretien et la multiplication des vaches laitières, 2e édition, revue et considérablement augmentée. 1 vol. in-12, avec des figures intercalées dans le texte. 1861. — Prix.............................. 4 fr.

BOULEY (H.) et REYNAL, professeurs à l'École vétérinaire d'Alfort. — RECUEIL DE MÉDECINE VÉTÉRINAIRE. Journal consacré à l'étude et aux progrès de la médecine vétérinaire et des sciences qui s'y rattachent, publié avec le concours de professeurs vétérinaires et de vétérinaires praticiens français et étrangers.

Paraît par numéros d'au moins 80 pages in-8 tous les mois.

PRIX DE L'ABONNEMENT
- 13 fr. 00 pour Paris.
- 14 fr. 50 pour les départements.
- Pour l'étranger, suivant les conventions postales.

JOURNAL DE MÉDECINE VÉTÉRINAIRE, publié par MM. les Professeurs et Chefs de service de l'École vétérinaire de Lyon. — Ce journal paraît, depuis janvier 1845, par livraisons mensuelles de trois feuilles d'impression (48 pages).

Prix de l'abonnement : 10 fr. pour toute la France, et 12 fr. pour l'étranger.

On s'abonne
- à Lyon, à l'École vétérinaire;
- à Paris, chez P. ASSELIN, éditeur du *Recueil de Médecine vétérinaire*, place de l'École-de-Médecine.

JOURNAL DES VÉTÉRINAIRES DU MIDI, consacré à la médecine vétérinaire et à l'économie rurale, publié à l'École impériale vétérinaire de Toulouse par un comité de rédaction, sous la présidence de M. PRINCE, directeur de l'École.

Mode de publication. — Le journal paraît tous les mois par cahiers in-8° de 3 feuilles d'impression.

Le prix de l'abonnement est de 8 fr. pour toute la France, et 10 fr. pour l'étranger.

On s'abonne { à Toulouse, l'École impériale vétérinaire; à Paris, chez P. ASSELIN, éditeur du *Recueil de Médecine vétérinaire*, place de l'École-de-Médecine.

LA CULTURE, écho des Comices et des Associations agricoles de la France et de l'étranger, est l'organe de la profession vétérinaire auprès des cultivateurs, qu'elle met en mesure d'apprécier les services qu'ils peuvent attendre de cette profession. — LA CULTURE paraît le 1er et le 15 de chaque mois, par livraisons de 64 colonnes grand in-8°. — Prix de l'abonnement : 6 fr. par an. — Bureaux : Librairie J. SAVY, 24, rue Hautefeuille, Paris.

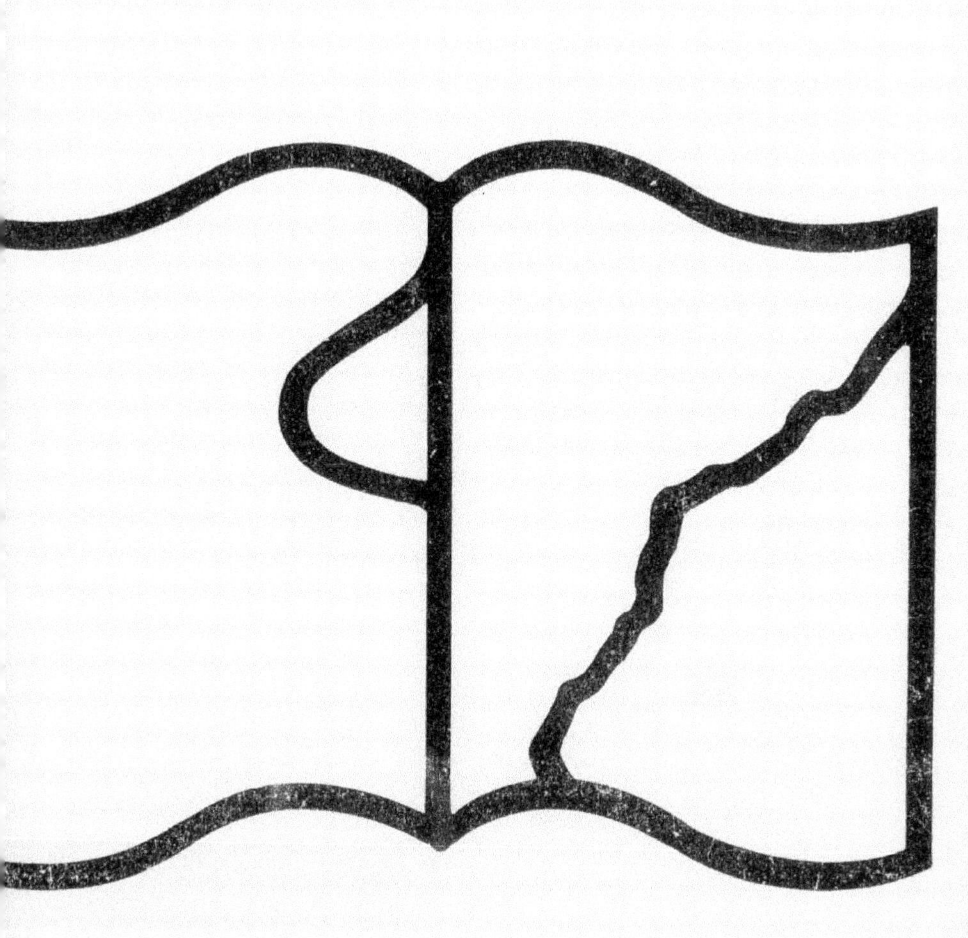

Texte détérioré — reliure défectueuse

NF Z 43-120-11

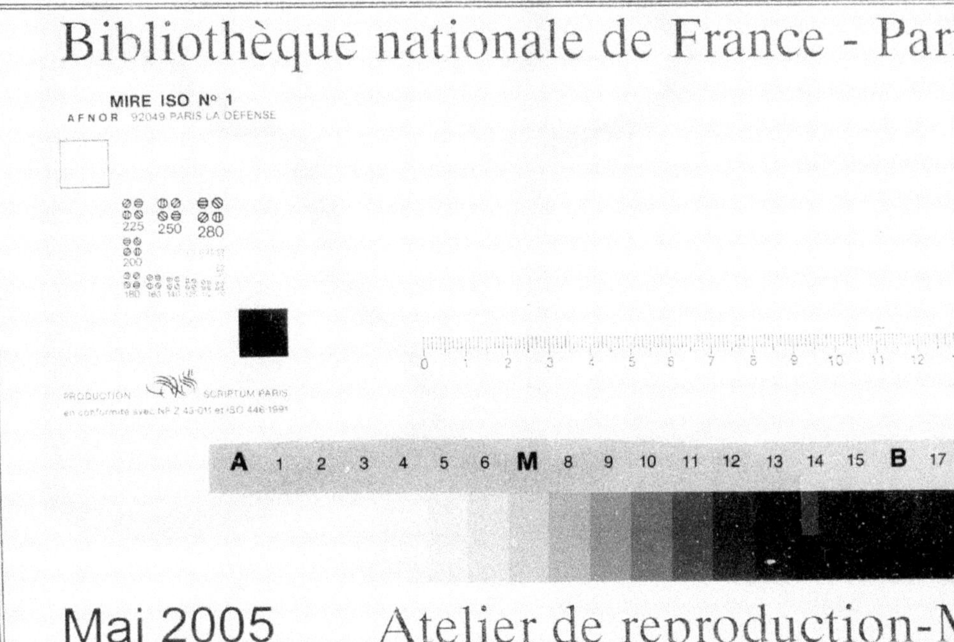

Bibliothèque nationale de France - Pari
MIRE ISO N° 1
AFNOR 92049 PARIS LA DEFENSE
225 250 280
200
PRODUCTION SCRIPTUM PARIS
A 1 2 3 4 5 6 M 8 9 10 11 12 13 14 15 B 17
Mai 2005 Atelier de reproduction-M

www.ingramcontent.com/pod-product-compliance
Ingram Content Group UK Ltd.
Pitfield, Milton Keynes, MK11 3LW, UK
UKHW022106260726
13993UKWH00001B/337